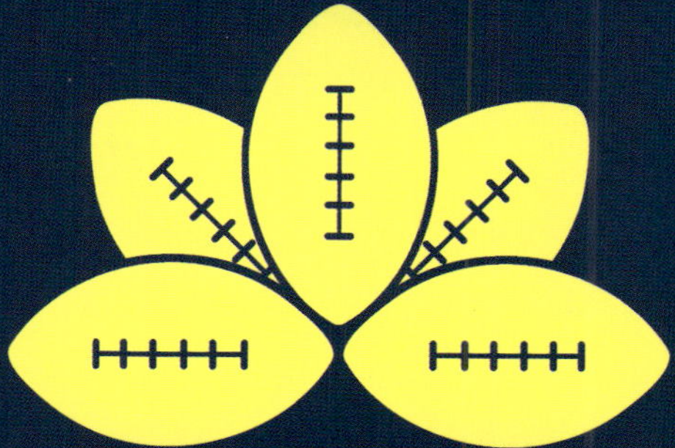

YOGA
FÜR KERLE

DEIN LEITFADEN ZU MÄNNLICHER ACHTSAMKEIT

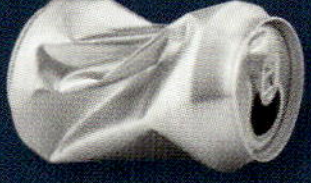

HANNAH ROTHSTEIN

riva

EIN VORWORT DES GRÜNDERS VON *YOGA FÜR KERLE*

Als ich damals aufs College ging, war ich zunächst verloren. Ja, es stimmt wirklich. Ich, Brogi Brent, wusste einfach nicht, was ich tat. Ich verschluckte mich beim Bier-Exen. Ich verlor bei Halo. Ich habe nicht mal Mädchen ins Bett bekommen. Wie sollte ich so jemals in der Verbindung aufgenommen werden?

Ich lief beschämt auf dem Campus herum, bis zu jenem schicksalhaften Tag, an dem ich den Kerl traf, der mein Guru werden sollte.

„Ich spüre, du benötigst Führung, junger Bro", sagte mein Guru.

„Hääääää?", antwortete ich.

Dann, überwältigt von seiner außergewöhnlichen Dudehaftigkeit und den läppischen zwei Wodka, die ich irgendwie heruntergekriegt hatte, fiel ich in Ohnmacht.

Ich erwachte auf dem Fußboden eines mir unbekannten Raumes. Poster von halbnackten Frauen bedeckten die Wände und der Raum war stärker mit dem Geruch von Gras gefüllt als mit Möbeln. Mein Guru hockte auf einem Bierfass, rauchte einen Joint, während er Biceps-Curls mit einem unfassbar schweren Gewicht machte, warf eine Dose Energydrink hinter sich und spielte FIFA – und all das gleichzeitig.

Wortlos warf er mir einen Protein-Shake zu. „Beweg deinen Arsch. Heute fängt dein Training an."

Unter den Anleitungen meines Gurus gab ich mich hin, um eins mit dem Weg des Bro zu werden. Ich trainierte hart. Wirklich verdammt hart. Härter als Streber für den Unterricht arbeiten. Und eines Tages kam ich schließlich zum Training und mein Guru war nirgends zu sehen. Er hatte sich auf den weiten Weg nach Colorado gemacht, die Geheimnisse von Coors Light zu ergründen. Ich zuckte mit den Schultern. Es machte mir nichts aus. Ich brauchte ihn einfach nicht mehr, ich war bereits auf dem richtigen Weg ins Broniversum.

Ich wusste jedoch, dass ich die Lektionen, die ich gelernt hatte, nicht für mich behalten konnte. Ich musste sie mit anderen teilen. Wie sonst würden sie erfahren, dass ich der ultimative Kerl war? Mit diesem Ziel im Kopf begann ich, an *Yoga für Kerle* zu arbeiten.

Die Ideen zu den Asanas (aka Haltungen) hatte ich schnell. Ich musste nur

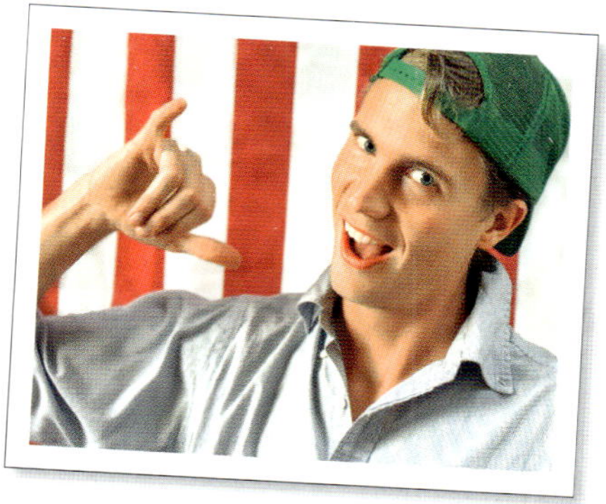

jedes Mal, wenn ich etwas Kompliziertes tat, die Energie des Broniversums gezielt channeln. Nicht, dass überhaupt irgendwas kompliziert für mich wäre. Natürlich nicht. Die Haltung Lap-Dance-Stuhl zum Beispiel. Die wurde erfunden, als ich in einen Stripschuppen ging, aber kein Platz mehr frei war. Kein Stuhl? Kein Problem. Ich ging in die Knie und hob meine Arme, so als wäre ich selbst der Stuhl. Und ich bekam fünf Lap-Dances. Hintereinander. Umsonst. Dann war da der umgekehrte Wochenend-krieger. Die Idee hatte ich bei einer Verbindungsfeier. Ich hatte schon zwölf Kurze und konnte einfach nicht mehr weitertrinken. Aber dann fand ich eine Haltung, in der ich mehr Shots runter-schütten konnte als jeder Kerl vor mir. JEMALS.

Nun, fünf Jahre später, bin ich der absolut krasseste Kerl überhaupt. Ich kann 49 Shots an einem Abend trinken. Ich kann das Gewicht von siebzehn Kleinwagen stemmen und jedes Babe haben, das ich will – nur, indem ich meinen linken Brustmuskel anspanne. Und all das dank *Yoga für Kerle*.

Yoga für Kerle hat mich auf den Pfad der männlichen Achtsamkeit geführt. Es hat mein Leben verändert … und es kann genau das auch mit deinem lahmen Leben tun!

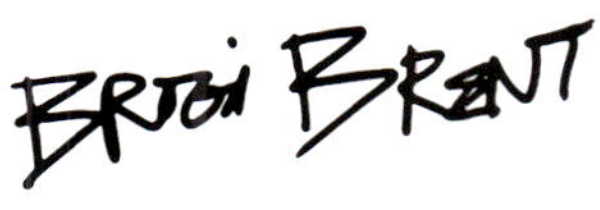

Brogi Brent
Gründer von *Yoga für Kerle*

SO VERWENDEST DU DIESES BUCH

Sprudelndes Bier, heiße Frauen und jede Menge schwerer Gewichte – niemand hat es nötiger, eine Auszeit zu nehmen, als ein Kerl. Dabei hilft dir dieses Buch.

Yoga für Kerle ist auf den vier Säulen der Männlichkeit aufgebaut: Sport und Fitness, Feiern, Frauen und Lifestyle. Es wird dir Anleitung für deine Übungen sein, dir die zentralen Haltungen näherbringen und mit seinen Lehren dein gesamtes Leben beeinflussen.

Schnapp dir eine Matte, begib dich in die Pose „Das Kind im Manne" (S. 11) und sage dir immer wieder das Mantra vor: Breathe in, bro out.

ANLEITUNG FÜR DEINE YOGAPRAXIS

Kleidung

Trag Klamotten, in denen du dich wohlfühlst – da die anderen dich immer beurteilen werden. Wir empfehlen lockere Kleidung, da sie mehr Bewegungsspielraum lässt. Enge Leggings würden wir vermeiden, du solltest niemandem die Gelegenheit geben, deine Männlichkeit zu hinterfragen.

Tageszeit

Obwohl *Yoga für Kerle* zu jeder Tageszeit praktiziert werden kann, sind die Übungen oft dann am effektivsten, wenn sowohl Frauen als auch Bier verfügbar sind.

Unbehagen

Yoga für Kerle soll sich ganz nach deinem Körpergefühl richten. Wenn eine Haltung Schmerzen verursacht, versuche herauszufinden, was dein Körper dir damit sagen will. Und dann scheiß drauf.

Umgebung

Yoga für Kerle kann überall durchgeführt werden. Das ist das Schöne daran. Aber nicht jede Umgebung schafft die gleiche Genugtuung. Daher ist *Yoga für Kerle* am effektivsten an den folgenden Orten:

BEIM GRILLEN

Vorteil: Der energiebringende Geruch von gegrilltem Steak bringt deine Muskulatur in Schwung.

IM GYM ODER AUF DEM SPORTPLATZ

Konzentriert die Energie von vergangenen, heutigen und zukünftigen Brogis.

IM CLUB

Der Sound von elektronischer Musik und die entsprechenden BPM erhöhen den Fokus.

BEI DEINEN FREUNDEN

Die Anwesenheit von Gleichgesinnten hilft dir, eins mit der kollektiven Energie des Broniversums zu werden.

AM STRAND

Die maximale Anzahl von Chicks, vor denen du deine Männlichkeit unter Beweis stellen kannst.

BARS UND KNEIPEN

Die ständige Präsenz und Verfügbarkeit von Bier macht dich geschmeidiger.

Atemtechniken

BRÄUJJAYI ATEM

Diese Basis-Atemtechnik wird besonders gern im *Yoga für Kerle* angewandt. Inhaliere fünf Sekunden lang dein Lieblingsbier. Halte den Atem für fünf weitere Sekunden an. Dann spanne deine Muskeln an, um das maximale Volumen und die beste Soundqualität zu erreichen und atme mit einem tiefen, resonanten Rülpser aus.

ROTZIGER WECHSELATEM

Platziere deinen Zeigefinger und den Mittelfinger an deiner Stirn. Dein Daumen ruht auf deinem rechten Nasenflügel, dein kleiner Finger auf dem linken. Verschließe nun mit dem Daumen dein rechtes Nasenloch. Atme durch das andere ein und eine massive Rotz-Rakete aus, die du auf den Kerl neben dir schleuderst. Lache hysterisch. Wechsele das Nasenloch und wiederhole die Übung.

EQUIPMENT

Einige Leute werden dir sagen, dass Requisiten und Geräte etwas für Schwächlinge sind, aber wenn du jemals versucht hast, Gewichte ohne Gewichte zu heben oder etwas ohne Samuraischwert aufzuschlitzen, weißt du, dass diese Leute Vollidioten sind. Die richtige Ausrüstung hilft jedem Kerl, wirklich effizient zu trainieren. Wir wissen, dass du eines Tages ein Steak mit deinen bloßen Händen grillen können wirst, aber bis dahin empfehlen wir dringend Requisiten wie die folgenden:

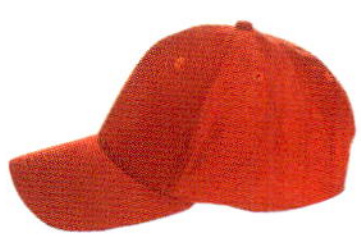
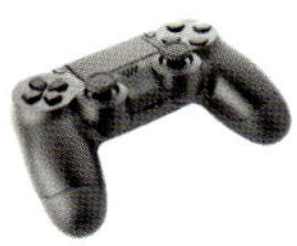
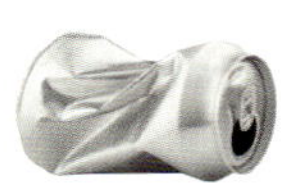
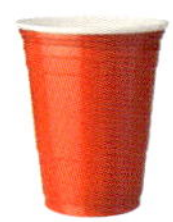

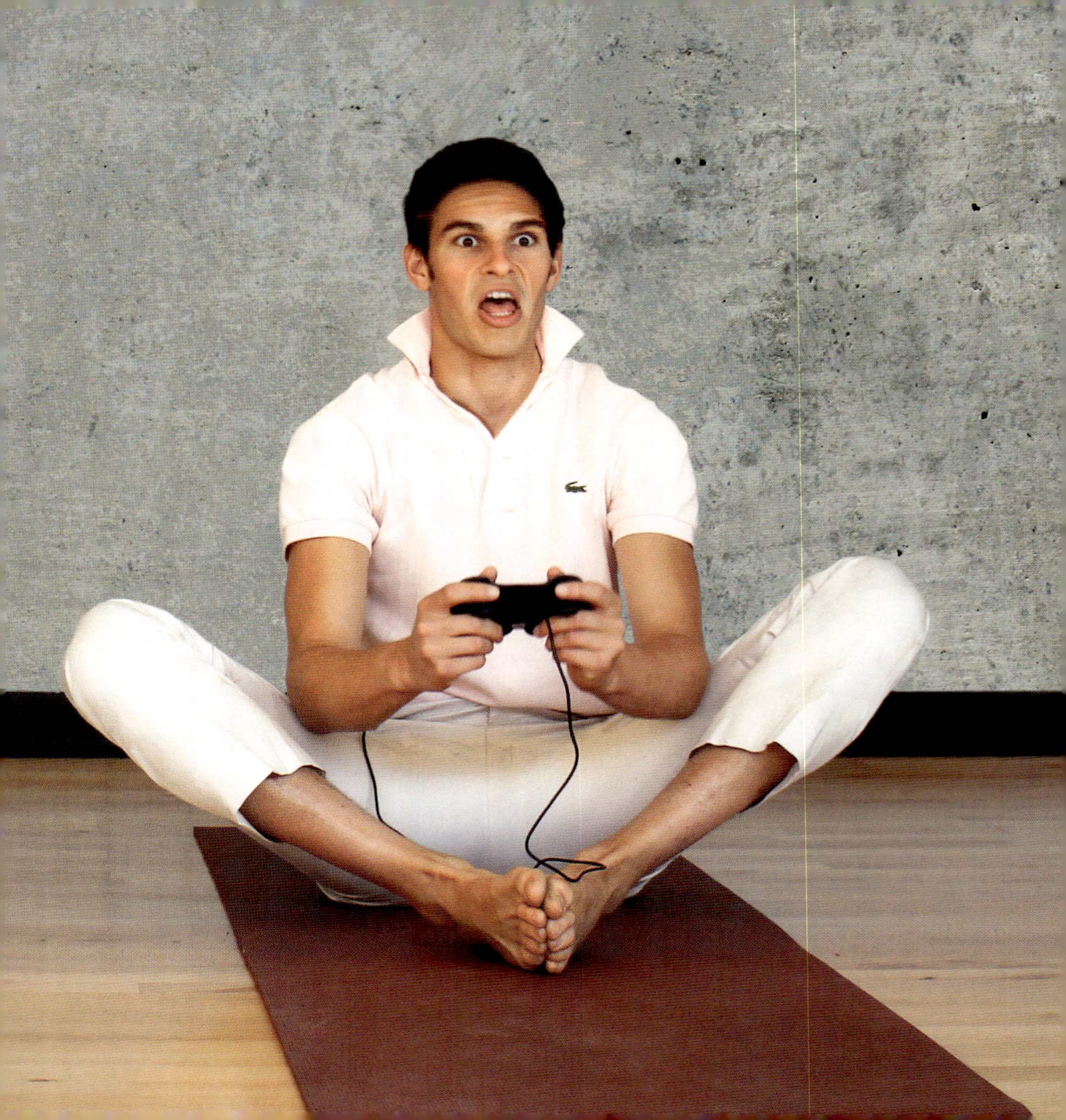

VIDEOSPIELASANA

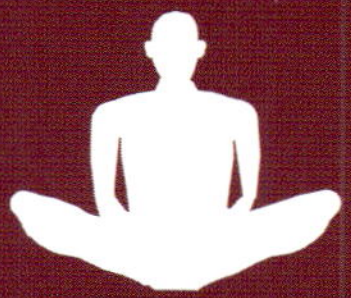

Setz dich vor einen riesigen Bildschirm. Deine Fußsohlen berühren sich, die Knie drückst du in Richtung Boden. Schalte die Konsole an und nimm dir einen Controller. Atme ein. Atme aus. Zeig diesen Anfängern, wer der Boss ist.

DER UMGEKEHRTE WOCHENENDKRIEGER

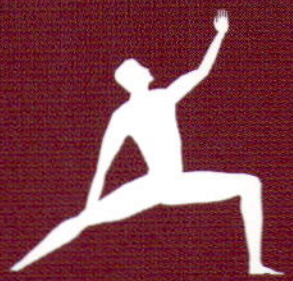

Stelle dich mit dem Rücken zur Wand, Füße weit auseinander und beuge das vordere Knie. Greif nach einem Schnapsglas. Ziehe den hinteren Arm in Richtung Knöchel und lege den Kopf in den Nacken. Nun … Ex und Hopp!

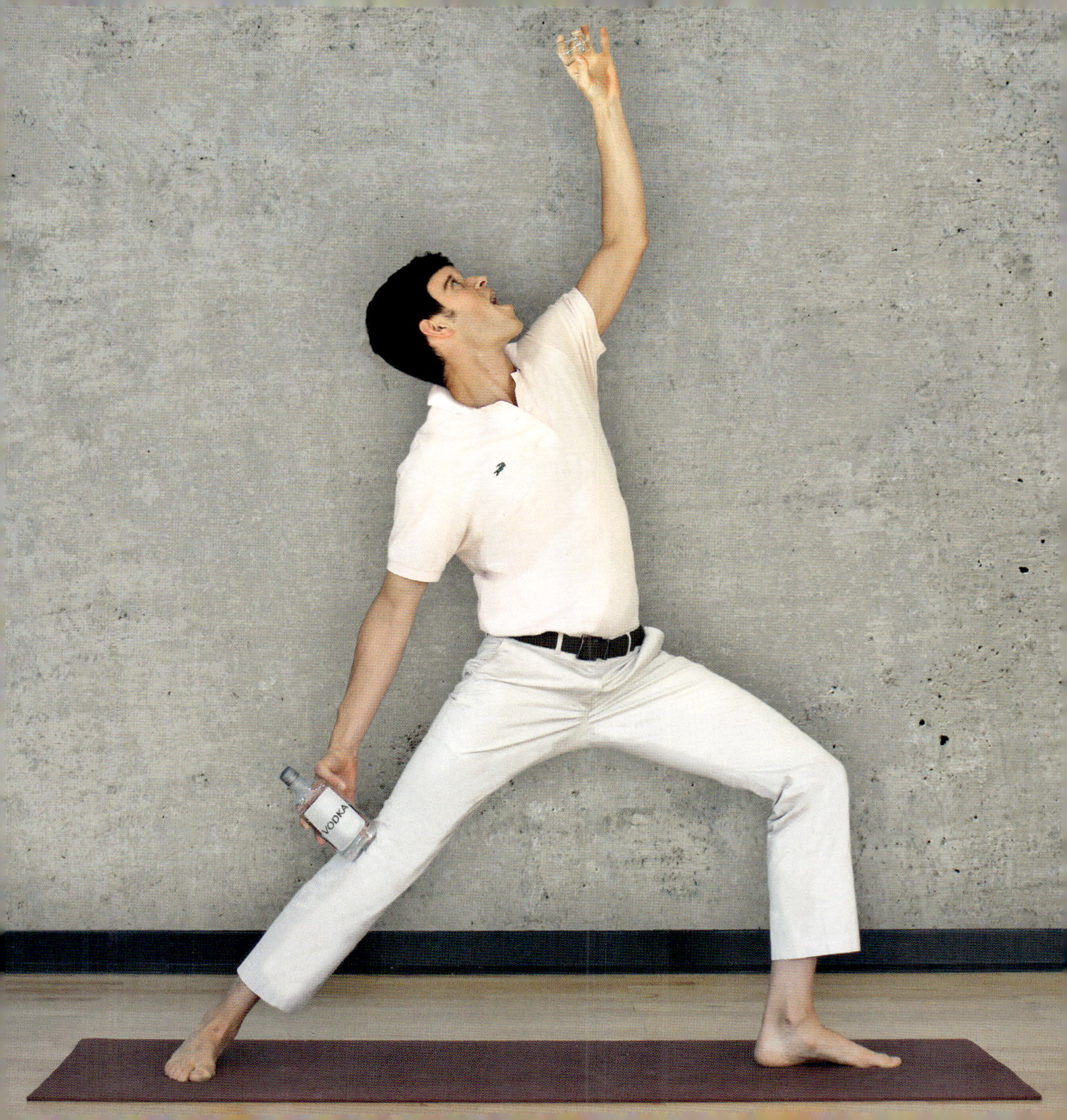
VODKA

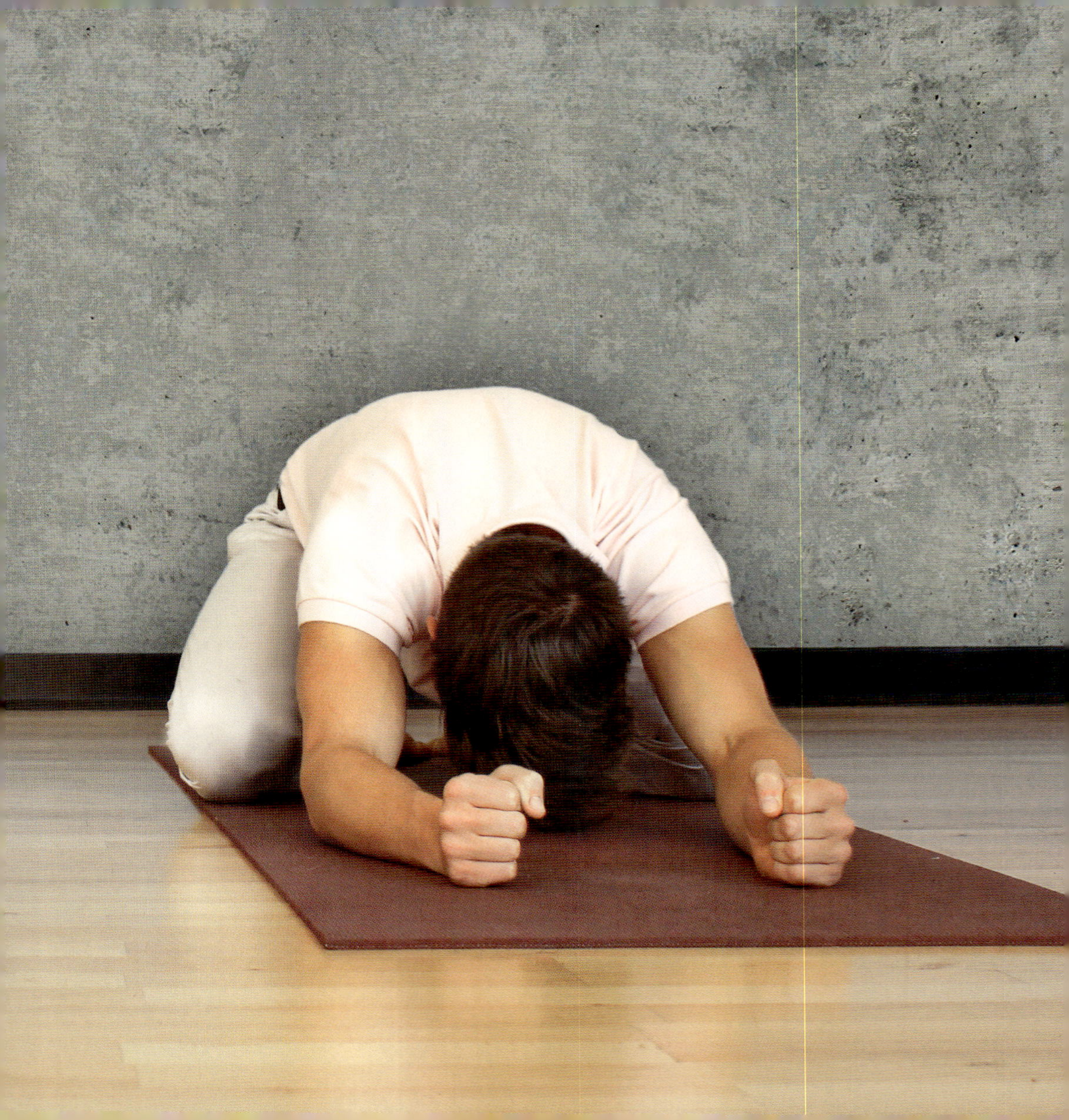

DAS KIND IM MANNE

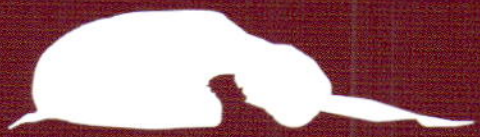

Diese Haltung ist die Basis des *Yoga für Kerle*. Kehre jedes Mal zu ihr zurück, wenn die Dinge zu kompliziert werden. Balle die Fäuste, knie dich hin und lege deinen Oberkörper auf dem Boden ab. Wenn jemand fragt, was du da tust, gestikuliere wütend und antworte: „Fick dich, Bro. Sollen wir das draußen klären?"

„Die größte Herausforderung im Leben ist, herauszufinden wer du bist. Die zweitgrößte, genau das vor allen anderen geheim zu halten."

DIE VERKATERTE KATZE

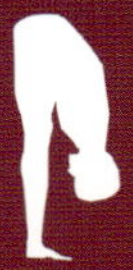

Beuge dich aus deiner instabilen, betrunkenen Haltung heraus in der Hüfte vorwärts und atme dabei aus. Lass Oberkörper und Kopf hängen. Umklammere einen Papierkorb mit deinen Unterarmen und bringe den Kopf mit dem Inneren des Korbes auf eine Linie. Kotze, bis du dich erleichtert fühlst.

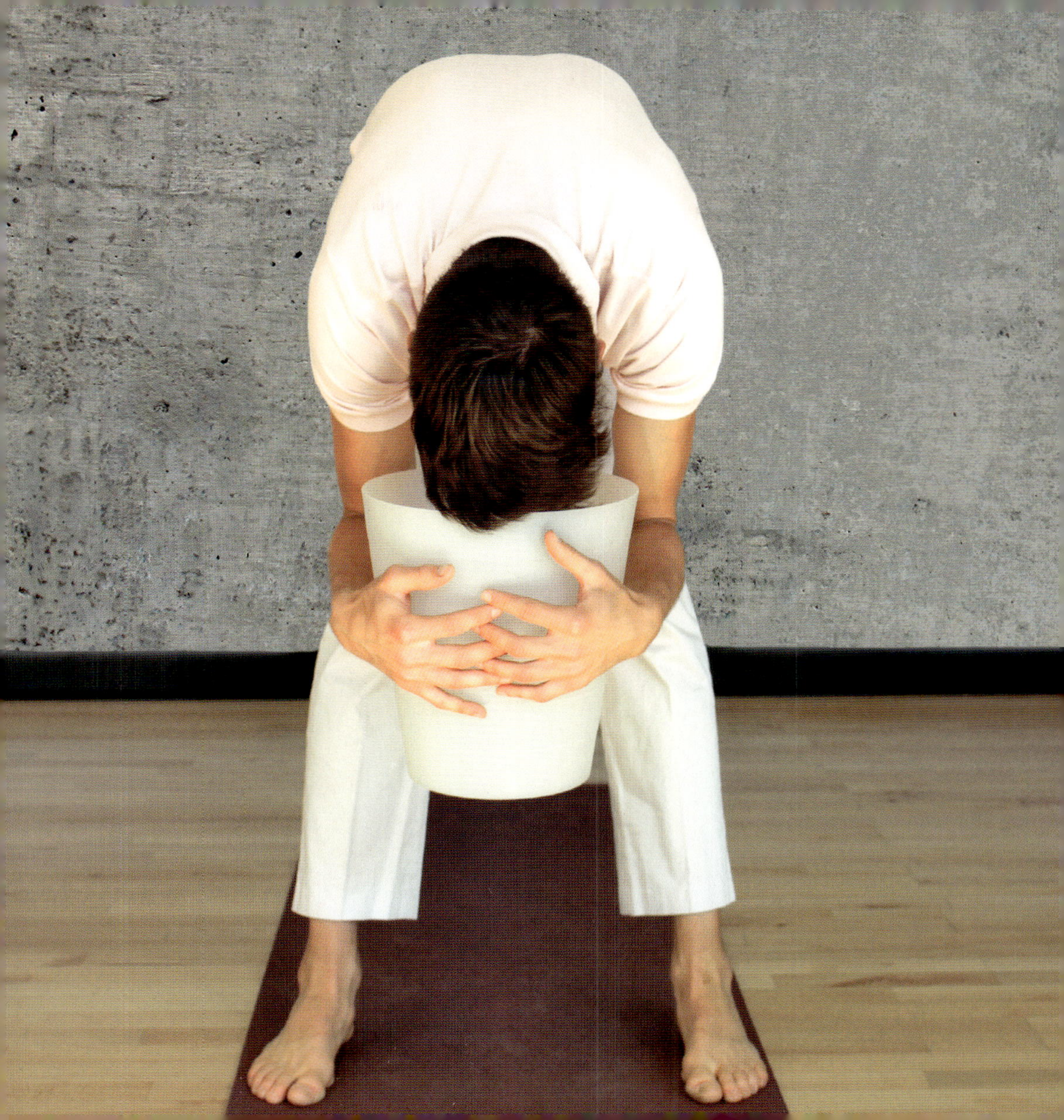

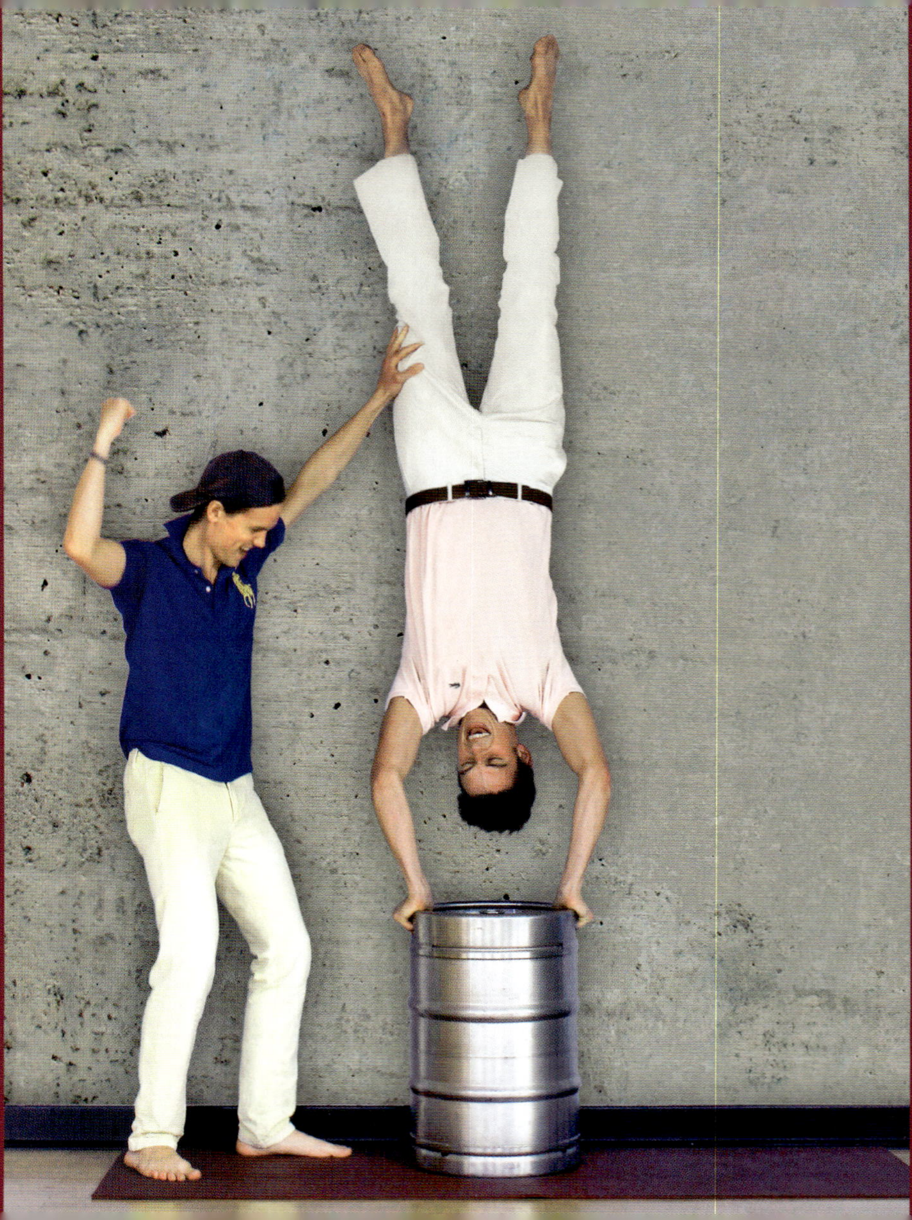

DER FASSSTAND

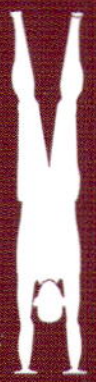

Die Haltung stärkt deine Arme und deinen Ruf unter den Jungs. Platziere deine Hände an den Seiten des Fasses und drücke dich in den Handstand. Inhaliere epische Mengen Bier.

ANMERKUNG: *Obwohl erfahrene Brogis diese Übung allein durchführen, empfehlen wir eine Hilfestellung.*

DER BIER-PONG-LUNGE

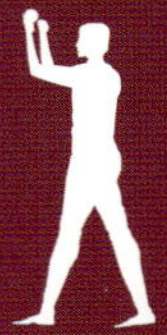

Nimm einen Tischtennisball in die rechte Hand und mache einen großen Schritt nach vorn. Atme ein und nimm deine Arme nach oben. Wirf den Ball und beobachte, wie er in dem Becher deines Gegners landet. Jubele laut und begib dich umgehend in die Haltung Bodycheck-Rückbeuge.

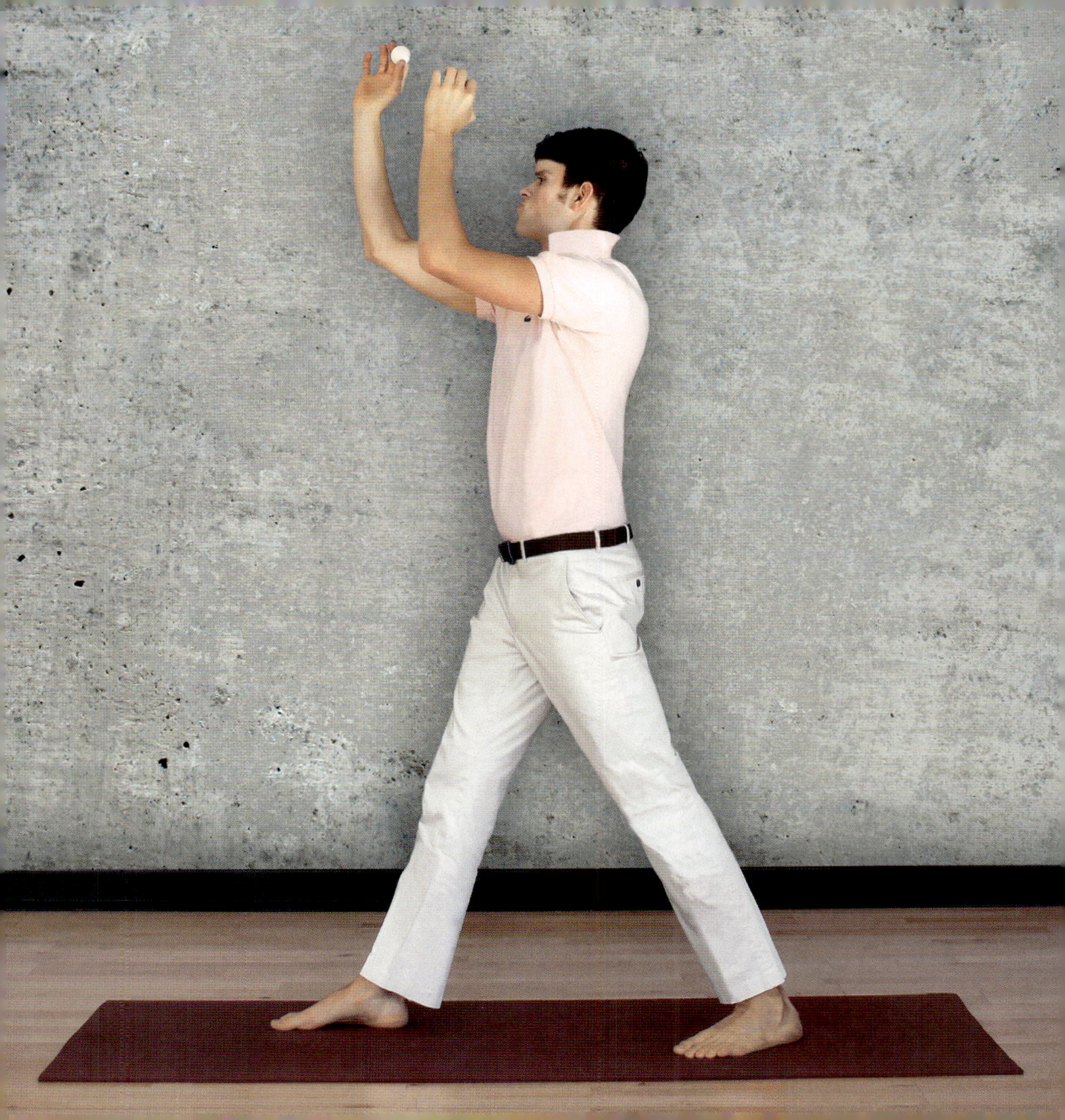

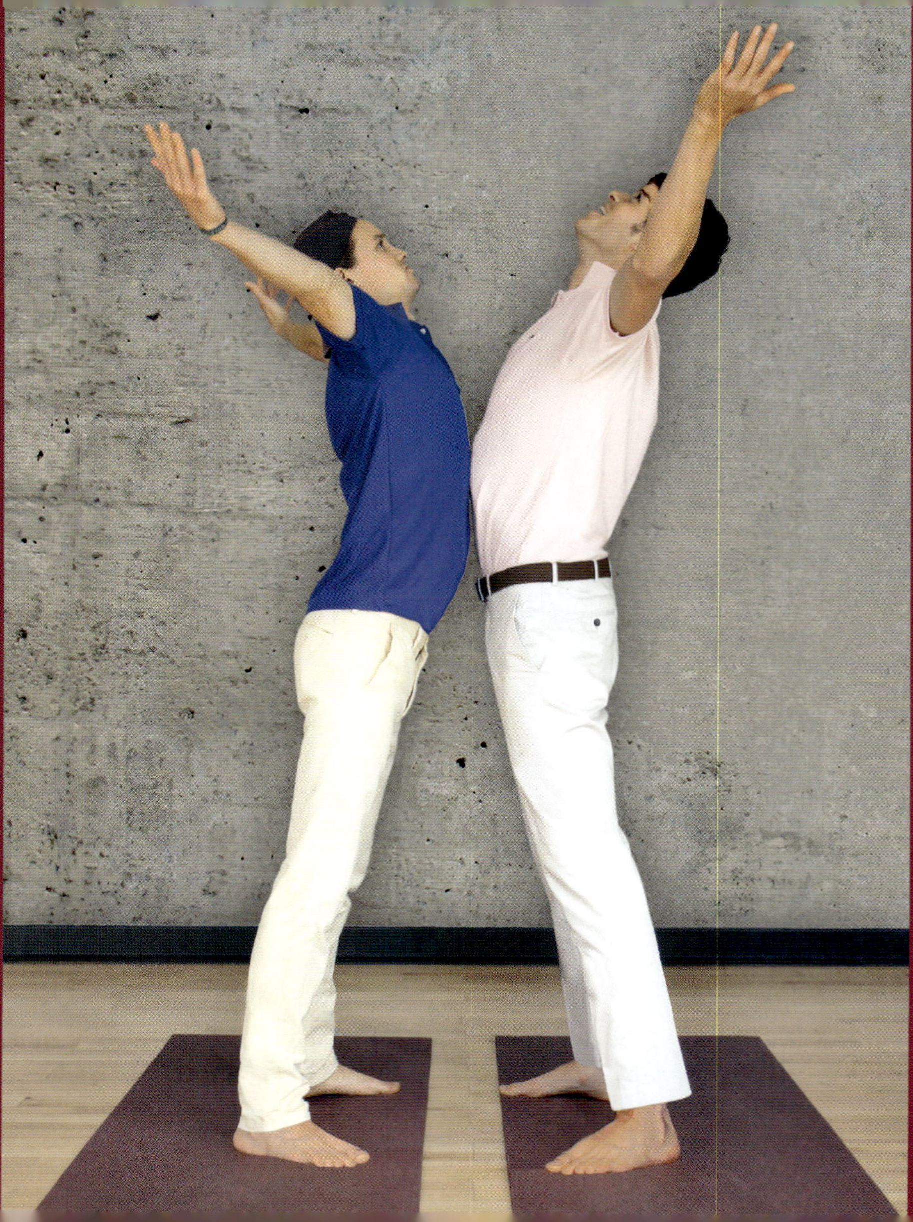

DIE BODYCHECK-RÜCKBEUGE

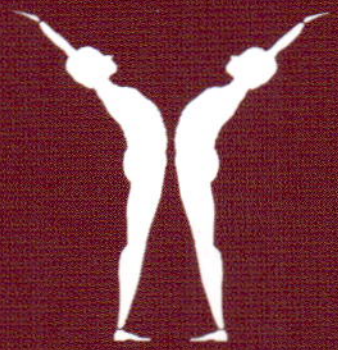

Begib dich in diese Haltung, wenn die Emotionen, die du nicht artikulieren kannst, dich übermannen. Am besten ist sie mit einem Partner umzusetzen. Stellt euch gegenüber auf, streckt die Arme gen Himmel, beugt euch leicht nach hinten und stoßt mit der Brust aneinander.

DER WOCHENEND-KRIEGER II

Balanciere auf einem Bein, das andere Bein sowie beide Arme ausgestreckt. Wenn eine heiße Braut vorbeiläuft, mache mit den Händen Grapsch-Bewegungen und zeichne ihre weibliche Form nach.

DAS KOM-A-SANA

Dies ist die finale Haltung, deine Entspannungs-Pose. Lass dich nach einer durchfeierten Nacht auf den Boden fallen, die Extremitäten weit von dir gestreckt. Wenn du nach fünf Minuten noch bei dir bist, rolle dich auf die Seite, sodass du nicht an deinem Erbrochenen erstickst. Atme tief ein und falle ins Koma – du hast heute ausgezeichnete Arbeit geleistet.

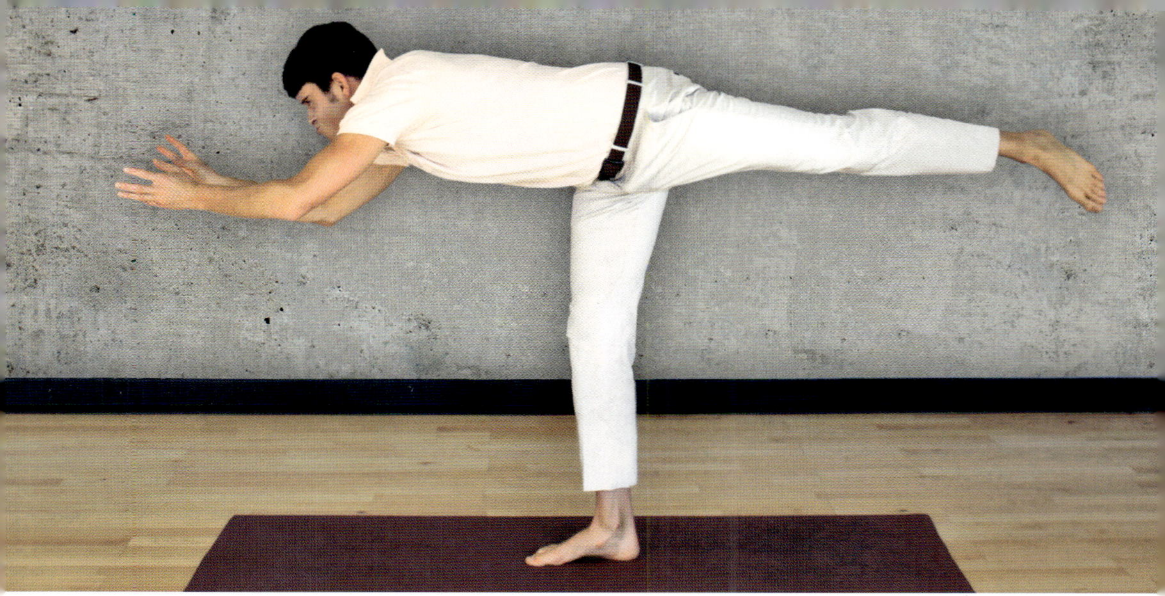
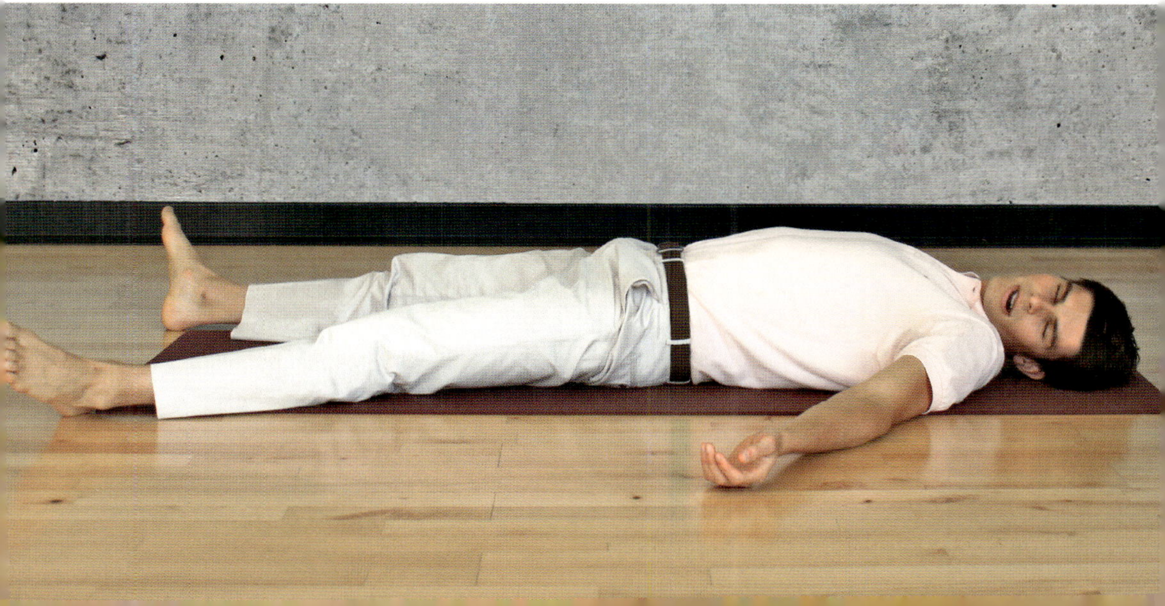

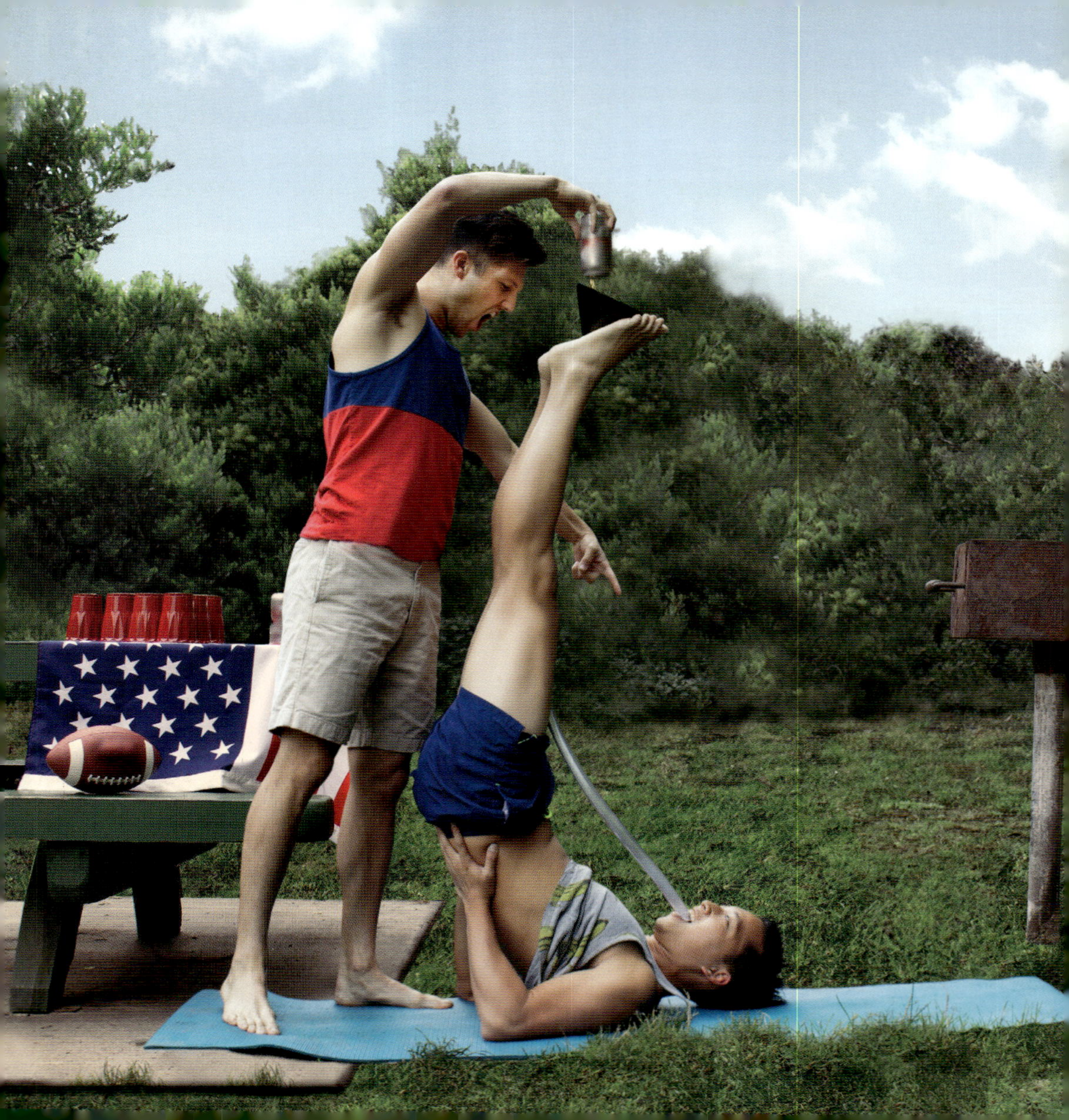

DAS BIER-BONG-ASANA

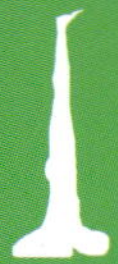

Nimm diese Haltung ein, wann immer du dich zu nüchtern fühlst. Lege dich auf den Rücken und greife einen Trichter mit deinen Füßen, die Beine in die Höhe gestreckt. Stütze mit den Händen deinen unteren Rücken ab und befiehl jemandem, Bier in die Bong zu schütten. Entspanne deinen Bauch und inhaliere jeden. Einzelnen. Tropfen.

„Lebe im Jetzt, vergiss das Vergangene. Scheiß auf die Zukunft und feire weiter."

DER WOCHENEND-KRIEGER FÜR FORTGESCHRITTENE

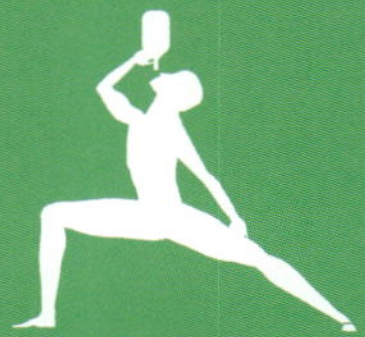

Einige Leute sind davon überzeugt, dass du zunächst den umgekehrten Wochenendkrieger beherrschen solltest, bevor du dich an diese Haltung heranwagst. Diese Leute sind Pussies. Folge den Anweisungen zum umgekehrten Wochenendkrieger (S. 8-9) und ersetz das Schnapsglas durch eine Flasche. Exe sie so lange, bis du das Kom-a-sana erreichst.

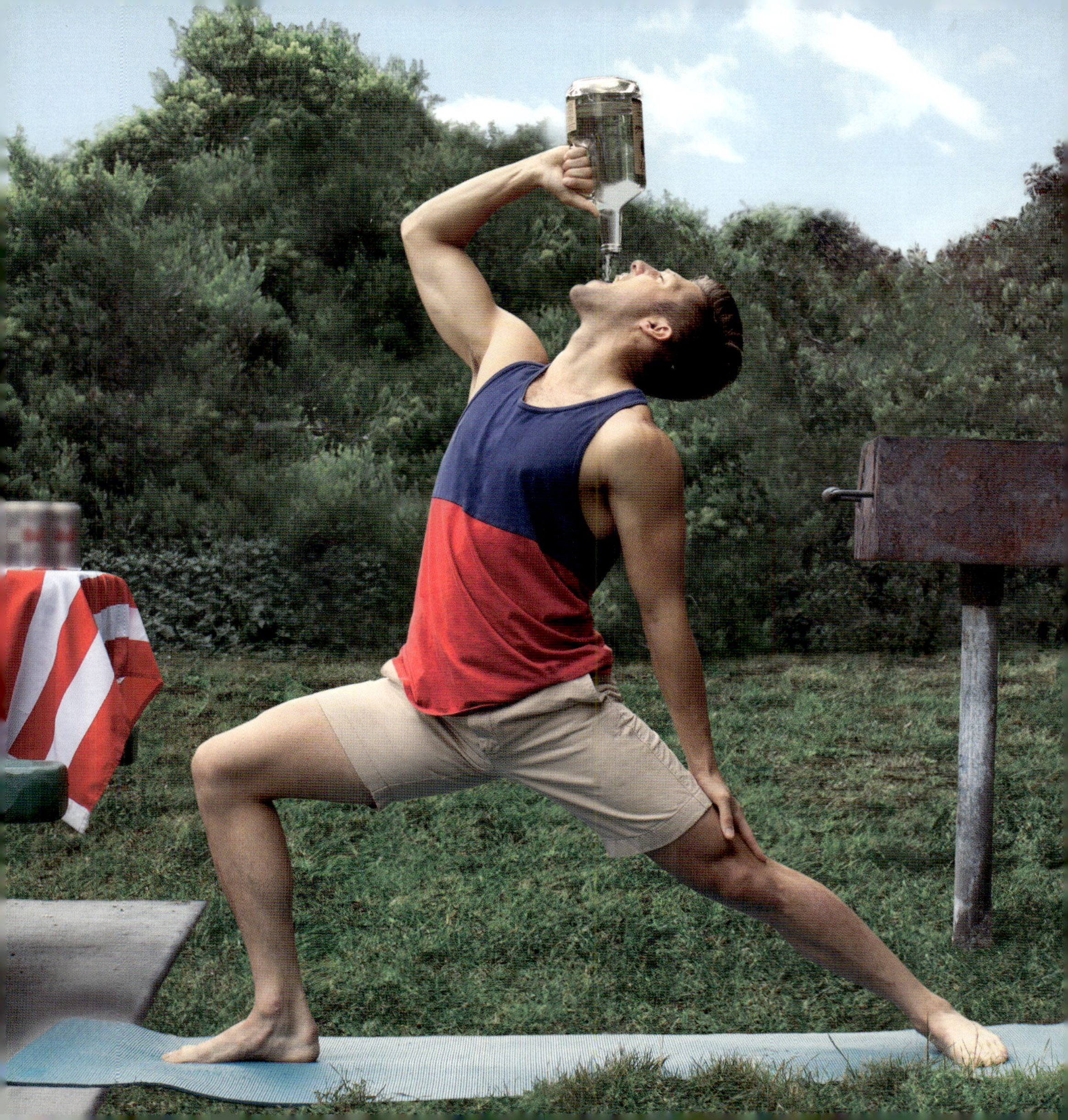

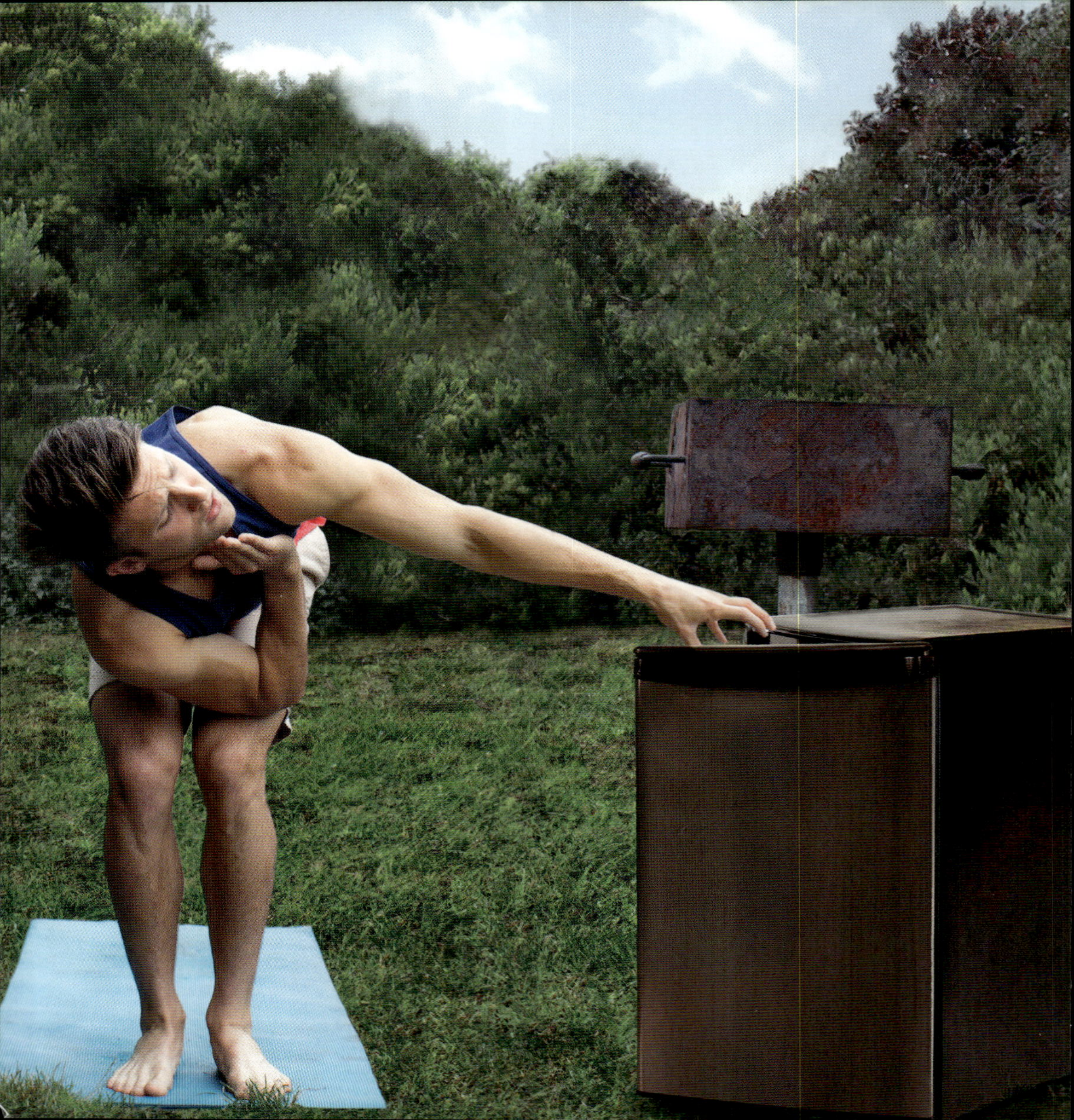

DIE KÜHLSCHRANK-ROTATION

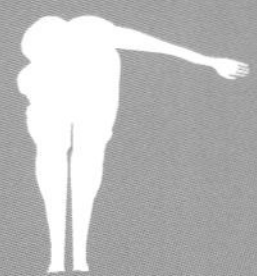

Ob bei Übelkeit, Kopfschmerzen oder anderen Schmerzen, die durch bescheuerte Entscheidungen im Leben verursacht wurden – dies ist eine der besten Kräftigungsübungen im *Yoga für Kerle*. Begib dich in eine tiefe Kniebeuge und bring deine Hände in die Namasté-Stellung. Drehe dich nun soweit aus der Hüfte heraus, wie es nötig ist, um den Kühlschrank zu erreichen. Entnimm ein Kaltgetränk und trink es, bis dein Kater vorüber ist.

DER MUSKELBERG

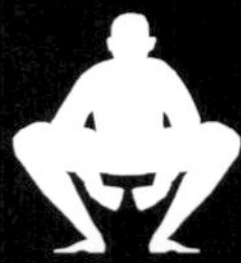

Diese Haltung unterstreicht deine Männlichkeit. Gehe in eine tiefe Hocke und balle die Fäuste. Konzentriere dich auf deine Muskeln. Spanne sie an. Stärker. Bis jede einzelne Sehne aufgerichtet ist. Perfekt. Du bist ein verdammt harter Kerl.

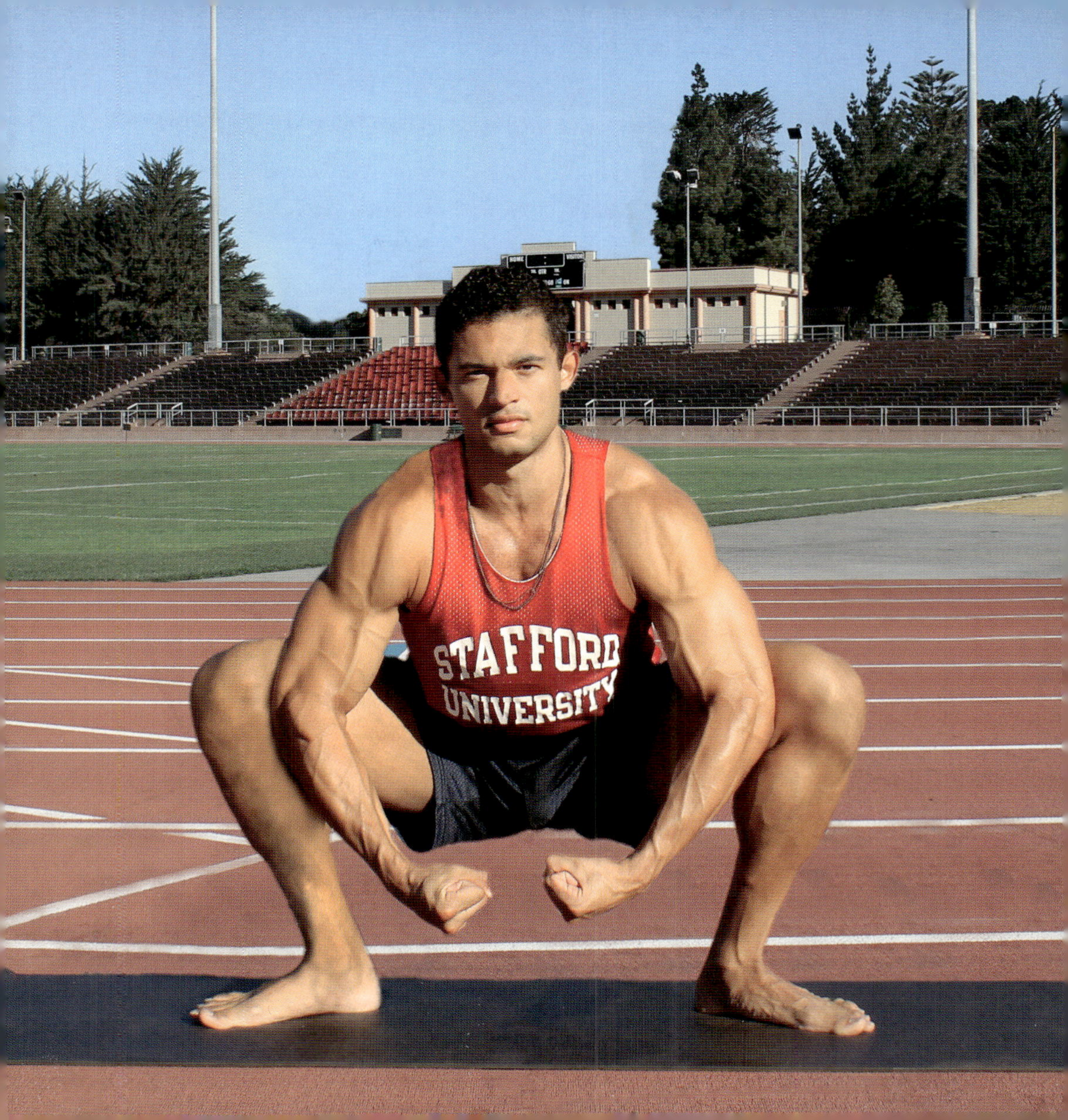
STAFFORD
UNIVERSITY

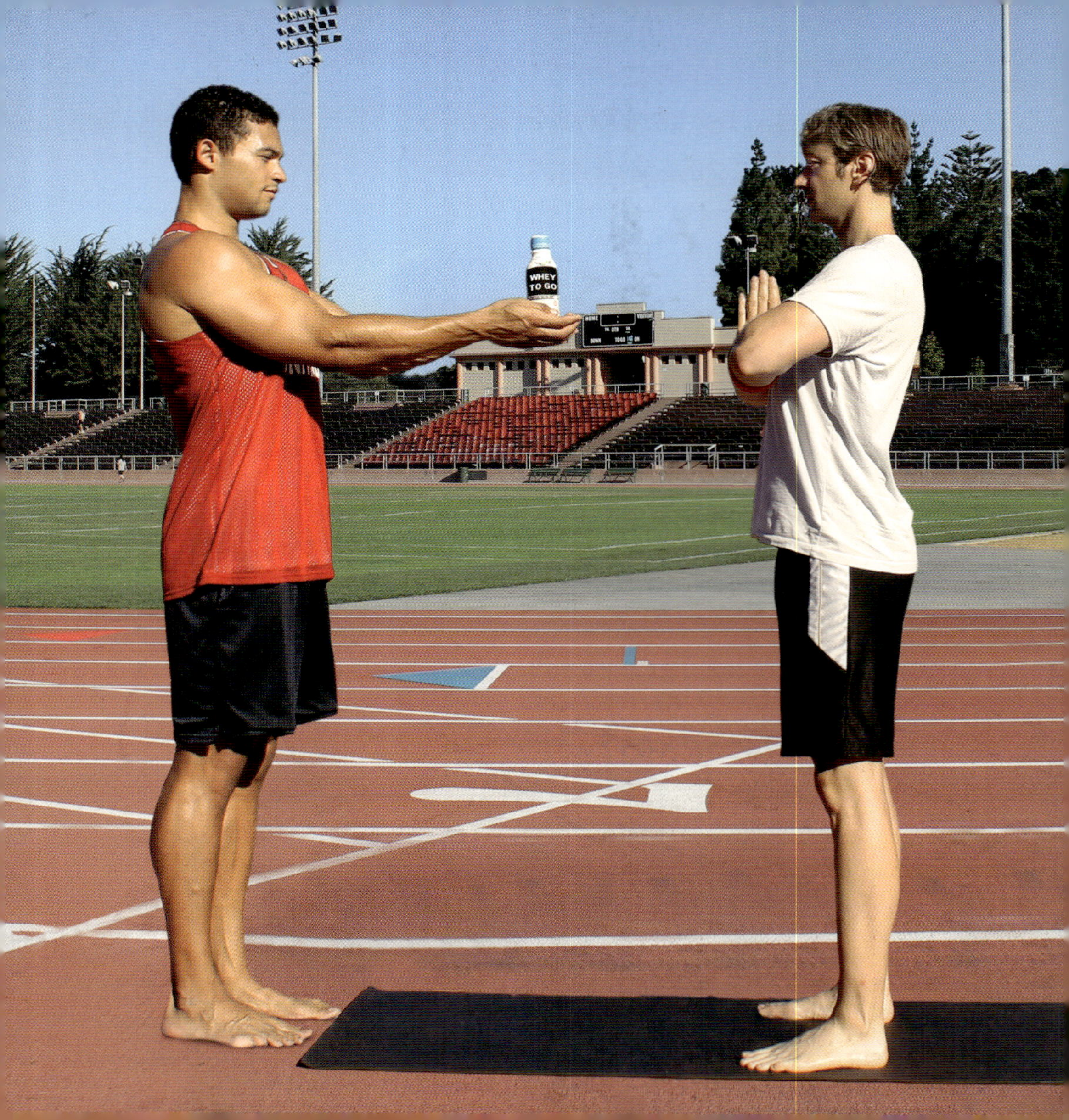
WHEY
TO GO

DER PROTEIN-SHAKE-GRUSS

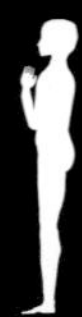

Richte den Blick auf deinen Lieblingsshake. Stehe ganz aufrecht und bringe die Hände vor der Brust zusammen. Fokussiere dich ganz auf die wundervolle Flasche Brotein. Verharre in dieser Haltung bis du dich aufgepumpt fühlst.

DER HELD-DES-GYMS-TWIST

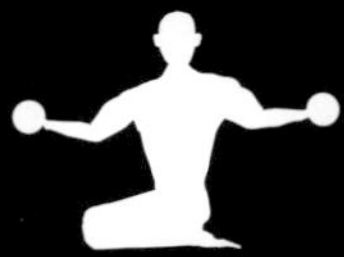

Greife zwei Gewichte und setz dich nach hinten auf deine Füße ab. Drehe dich zu einer Seite, runzle angestrengt die Stirn und hebe die Gewichte an, bis sich deine Arme in einem 90°-Winkel befinden. Halte diese Position, bis jeder Einzelne in der Umgebung bemerkt hat, wie unfassbar stark du bist.

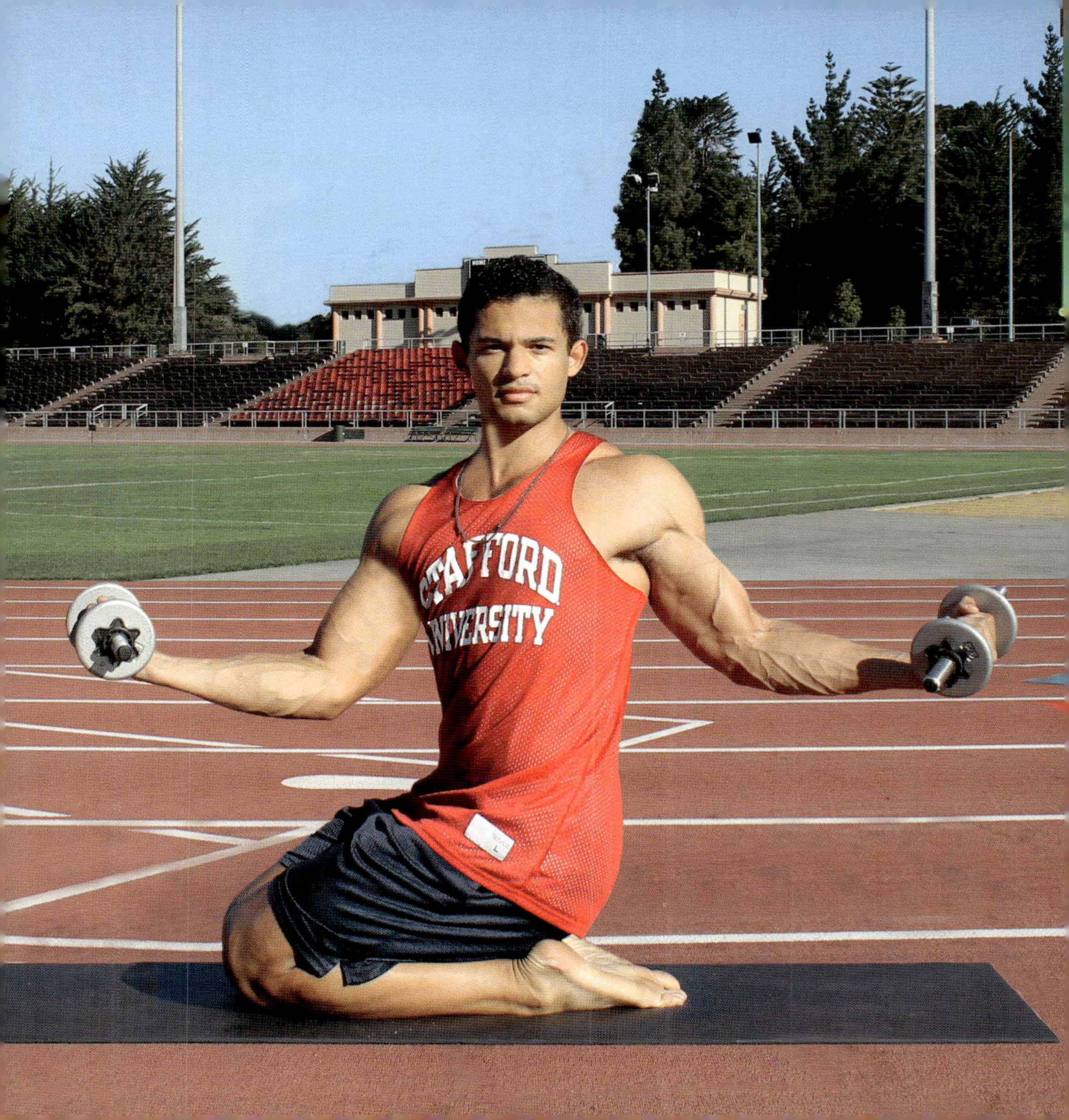

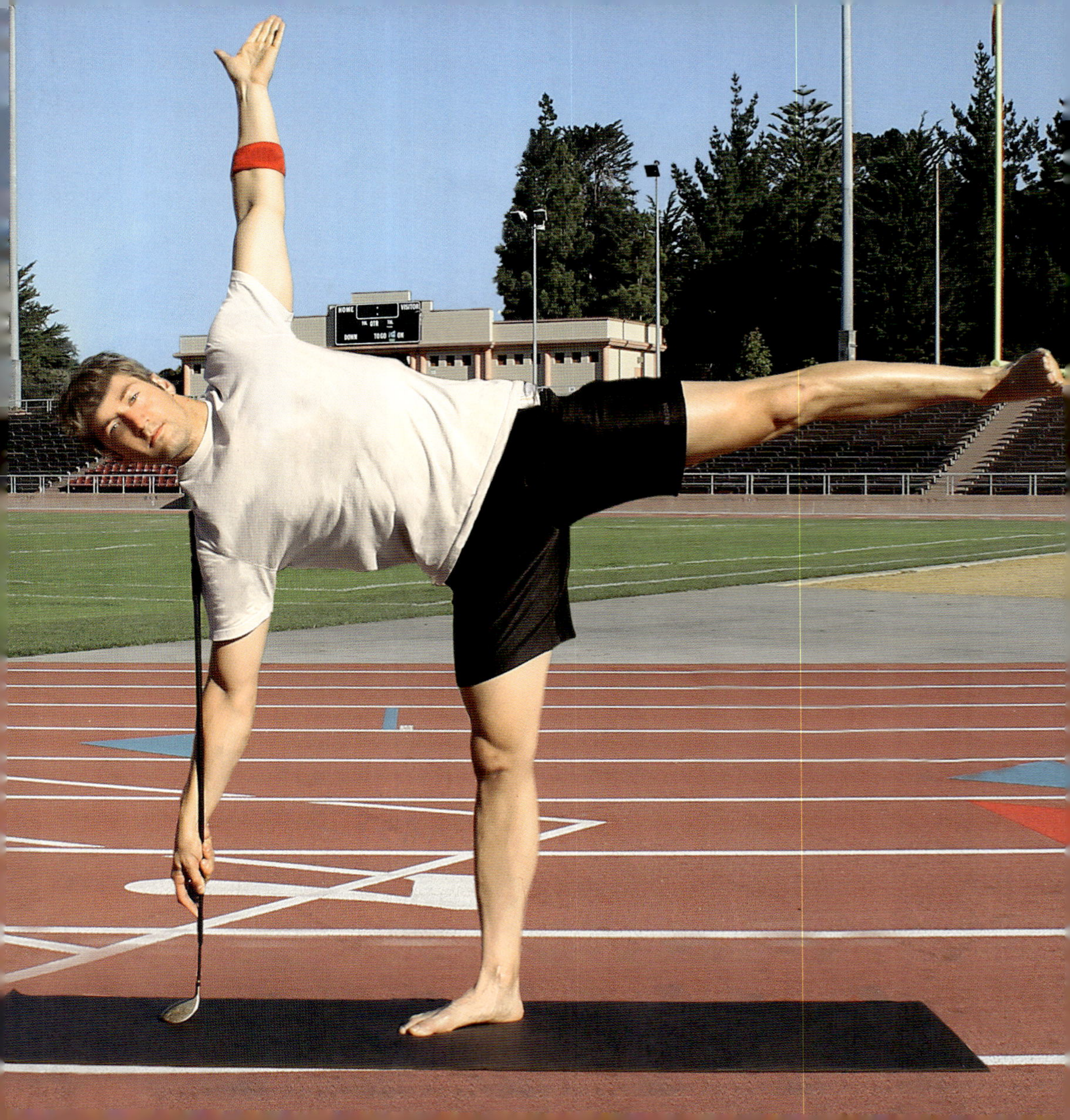
HOME
VISITOR
QTR
DOWN
TO GO
ON

DER GOLF-HALBMOND

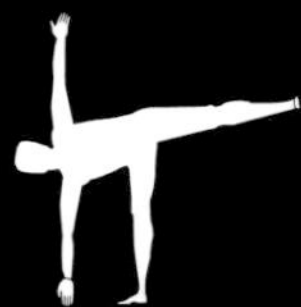

Diese Haltung wird oft auf dem Grün ausgeführt und verbessert deine Fähigkeit, unter Par zu treffen. Halte einen Golfschläger aufrecht und balanciere auf einem Bein. Drehe deinen Oberkörper gen Himmel. Schaue so lange in Richtung Loch, bis du die beste Strategie für ein Hole-in-one ausgemacht hast.

DER HERABSCHAUENDE DOGGIE

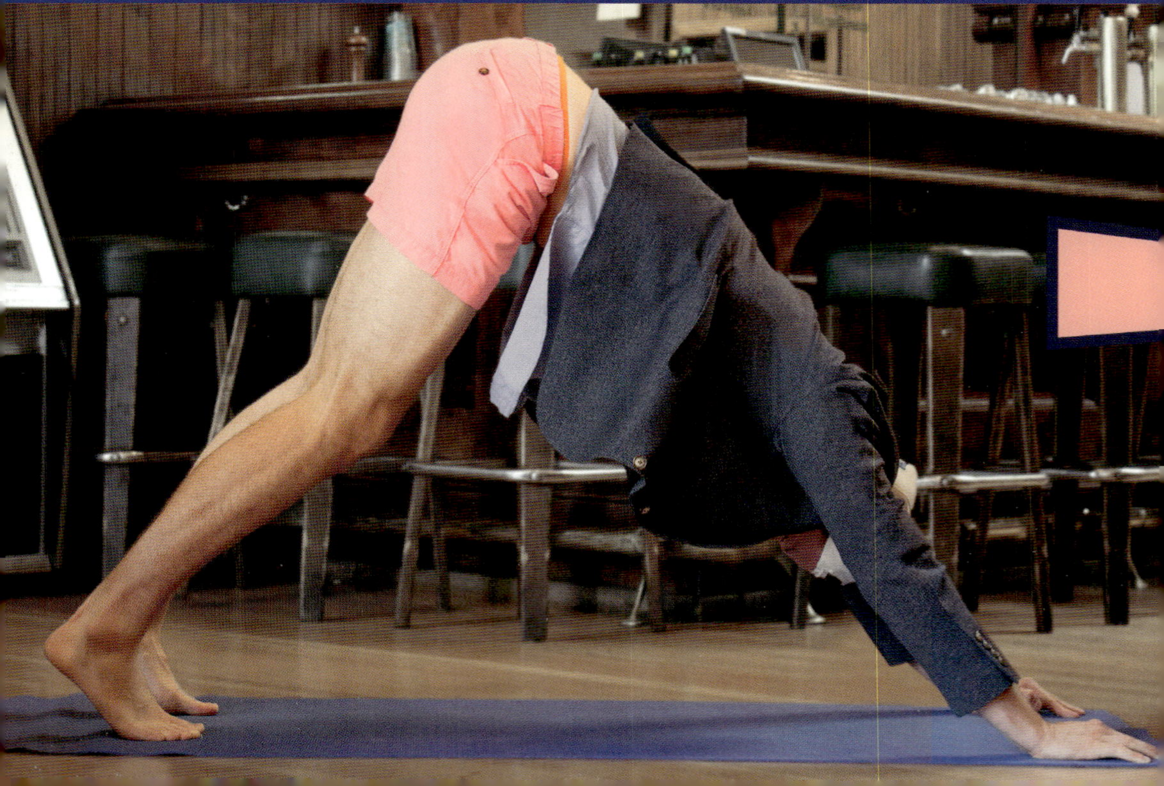

Beginne auf allen vieren. Hebe dein Steißbein an, bis dein Körper ein umgekehrtes V formt. Atme ein. Beuge deine Knie und bring mit einem lauten Ausatmen deine Hüfte nach vorn. Wiederhole diese Folge, bis du Erleichterung spürst.

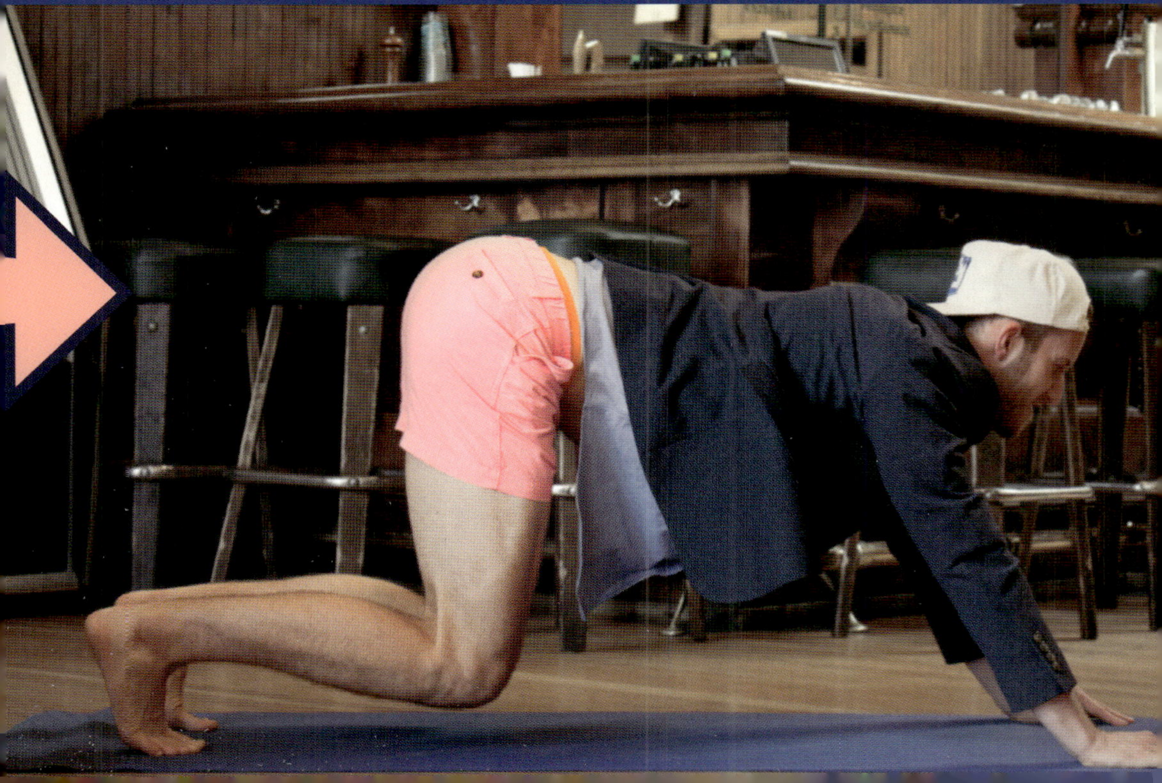

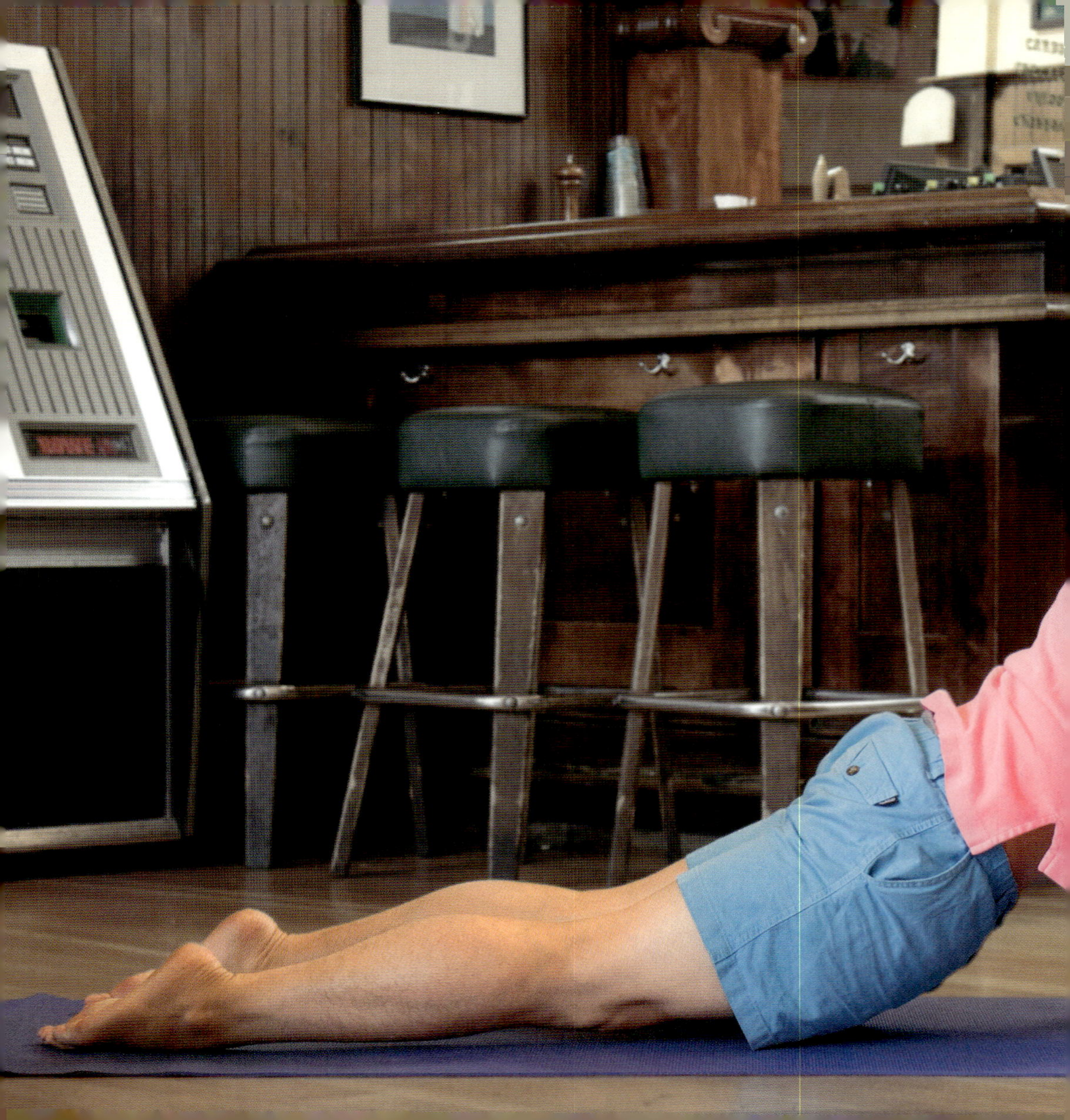

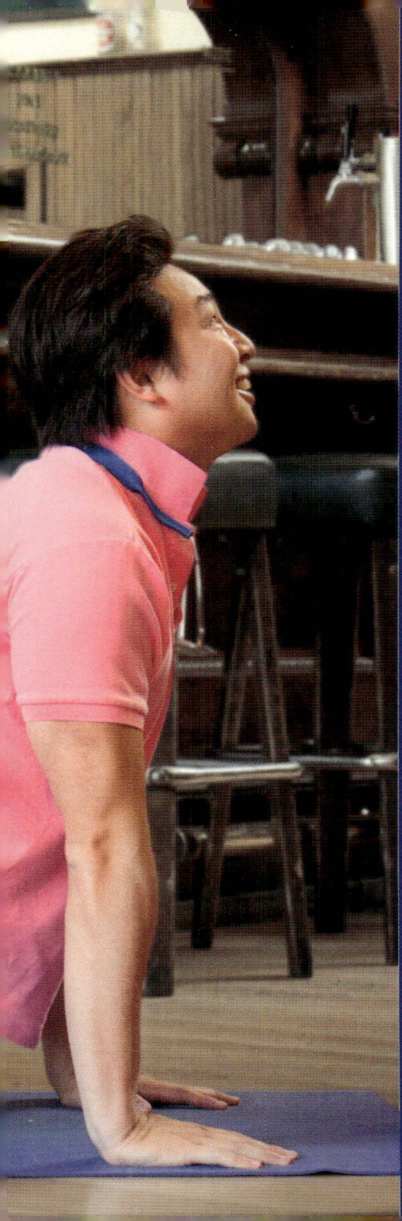

DER NACH OBEN SCHAUENDE DOGGIE

Diese Pose verbessert deine Libido. Wenn eine Frau auftaucht, lege dich auf den Boden und stütz deinen Oberkörper mit deinen Händen ab. Schaue zu ihr herauf, lasse deinen Blick glasig werden und atme in einem lauten „Mmmm“ aus.

ANMERKUNG: *Sei bei dieser Übung vorsichtig. Übertreibst du es, könnte das zu Verletzungen führen.*

„Die Wurzel allen Übels ist Bindung. Vermeide um jeden Preis eine feste Freundin.“

DAS TRAUMFRAU-ASANA

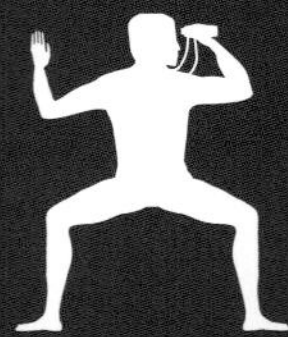

Stelle die Füße weit auseinander, die Zehen zeigen nach außen. Gehe in die Knie, sodass man dich nicht mehr so gut sieht. Sobald ein heißes Babe vorbeiläuft, zeigst du mit dem Finger auf sie und folgst mit dem Oberkörper ihrer Laufrichtung. Wenn du es dir ein wenig leichter machen möchtest, nimm jederzeit gern ein Fernglas zu Hilfe.

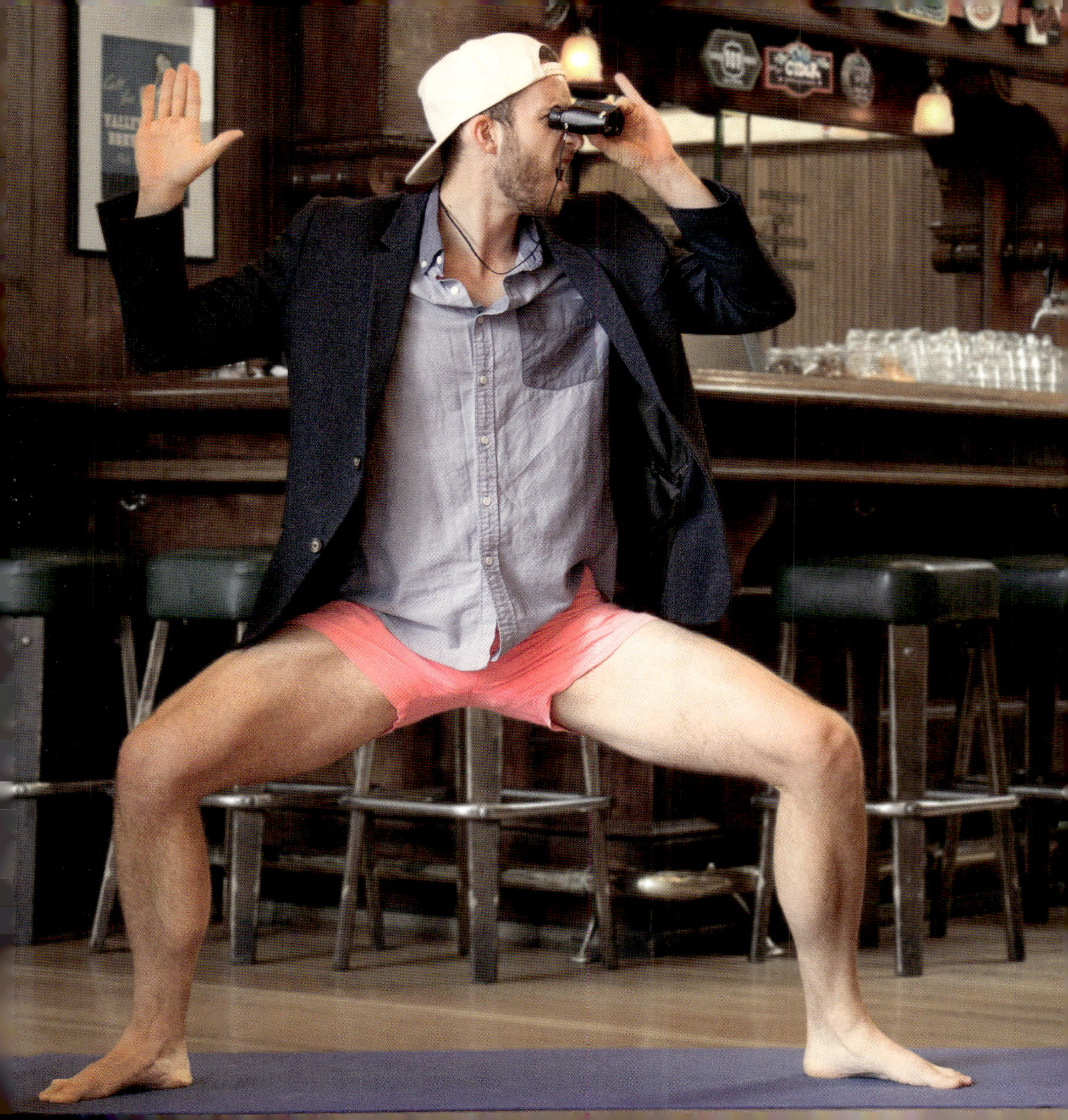

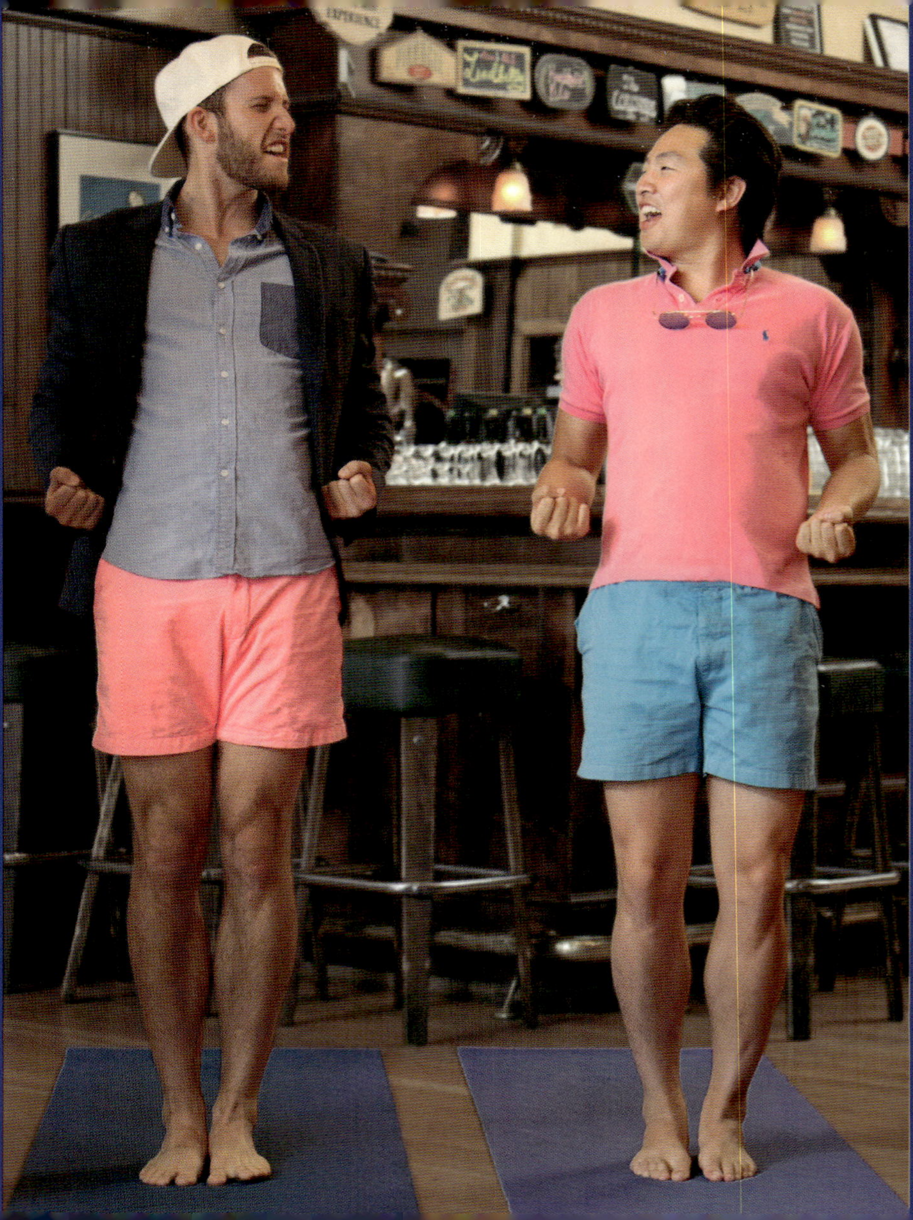

DER BECKENGRUSS

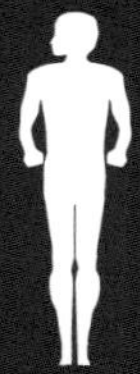

Platziere deine Füße fest auf dem Boden, Arme im rechten Winkel eng am Körper, und such dir das heißeste Mädchen im Raum aus. Stelle Augenkontakt her und balle die Fäuste. Halte den Blick und bewege dein Becken nach vorne, während du die Fäuste nach hinten ziehst. Wiederhole die Übung, bis deine Absichten klar geworden sind.

ANMERKUNG: *Diese Haltung kannst du auch gemeinsam mit einem anderen Brogi ausführen. Bedient euch dabei eines Austauschs von zweideutigen Kommentaren, um euch gegenseitig auf ein ganz neues Level zu pushen.*

DER LAP-DANCE-STUHL

Eine sehr schöne Flirt-Alternative zum Traumfrau-Asana. Gehe mit geschlossenen Beinen und einem Zwanziger in der Hand in die Knie und strecke deine Arme nach oben aus. Richte deinen Blick auf ein Mädchen. Winke mit dem Geldschein und – wenn sich das gut für dich anfühlt – mache eindeutige Bewegungen mit deiner Hüfte.

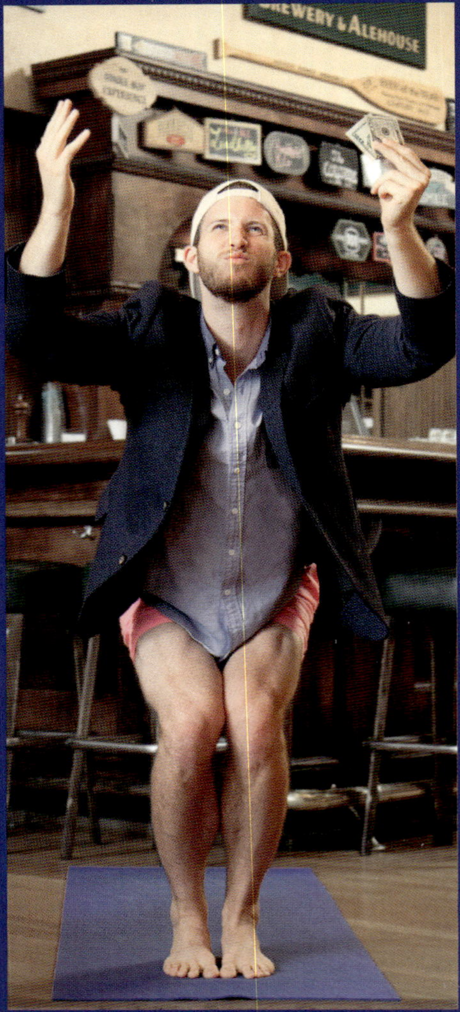

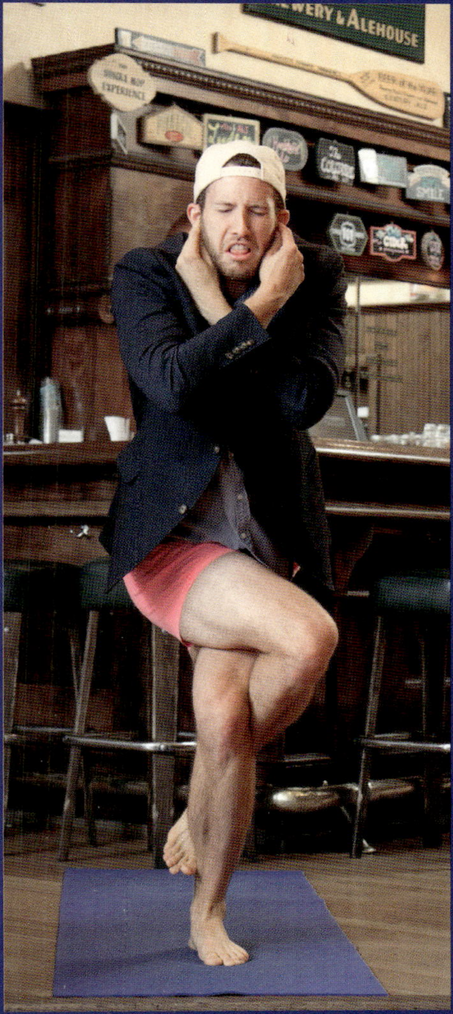

DER FREIE ADLER

Die Haltung folgt oft auf den herabschauenden Doggie (S. 36-37). Stehe beim ersten Anzeichen eines Gesprächs, das in Richtung ernsthafte Beziehung geht, auf und leg dann ein Bein über das andere. Kreuze die Arme auf Höhe der Ellenbogen und stecke dir die Finger in die Ohren. Chante laut „La la la la", bis das Gespräch beendet ist.

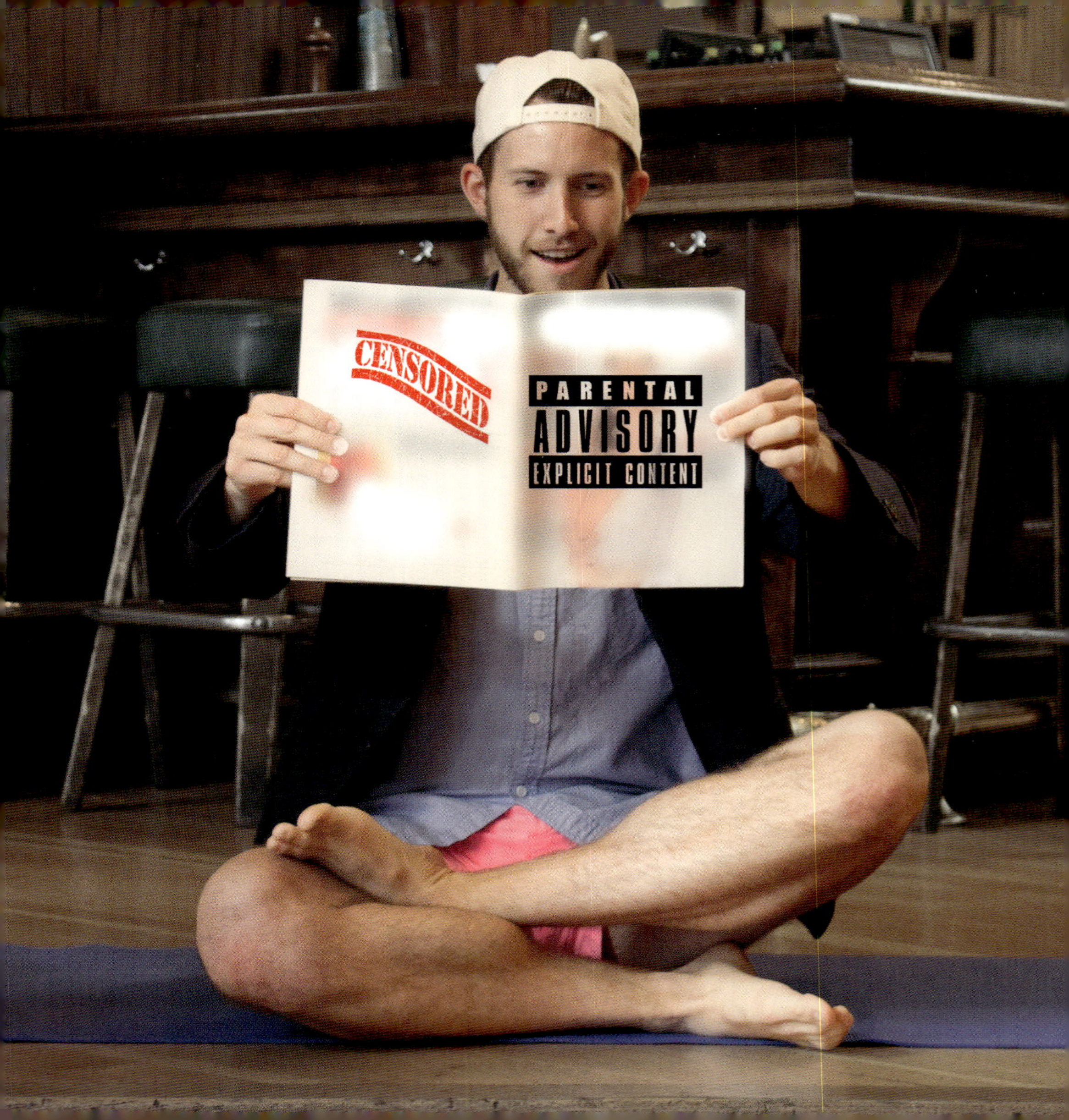
CENSORED
PARENTAL
ADVISORY
EXPLICIT CONTENT

DAS LENDENFEUER

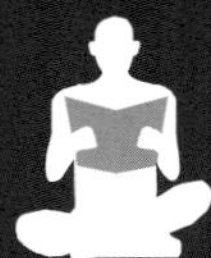

Um diese Übung richtig auszuführen, benötigst du eine pornografische Zeitschrift. Setz dich im Schneidersitz auf den Boden und lege eine Wade auf der anderen ab. Öffne die Zeitschrift auf einer Seite mit nackten Babes und starre darauf, bis dein Hirn schmilzt.

DER HALBGOTT DER FAULENZER

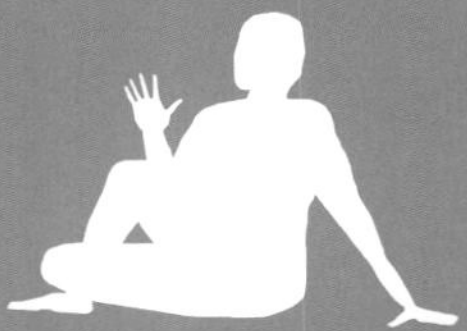

Setz dich mit einem angewinkelten Bein auf ein Buch. Stelle das andere Bein über das angewinkelte und platziere den Fuß möglichst hüftnah. Drehe dein Gesicht zur Seite und wenn irgendjemand „Schule“, „Uni“ oder „Arbeit“ erwähnt, sagst du „Wer? Ich?“.

ANMERKUNG: *Fortgeschrittene Brogis möchten vielleicht zusätzliches Equipment nutzen, um tiefer in diese Haltung eintauchen zu können. Wir empfehlen einen Joint.*

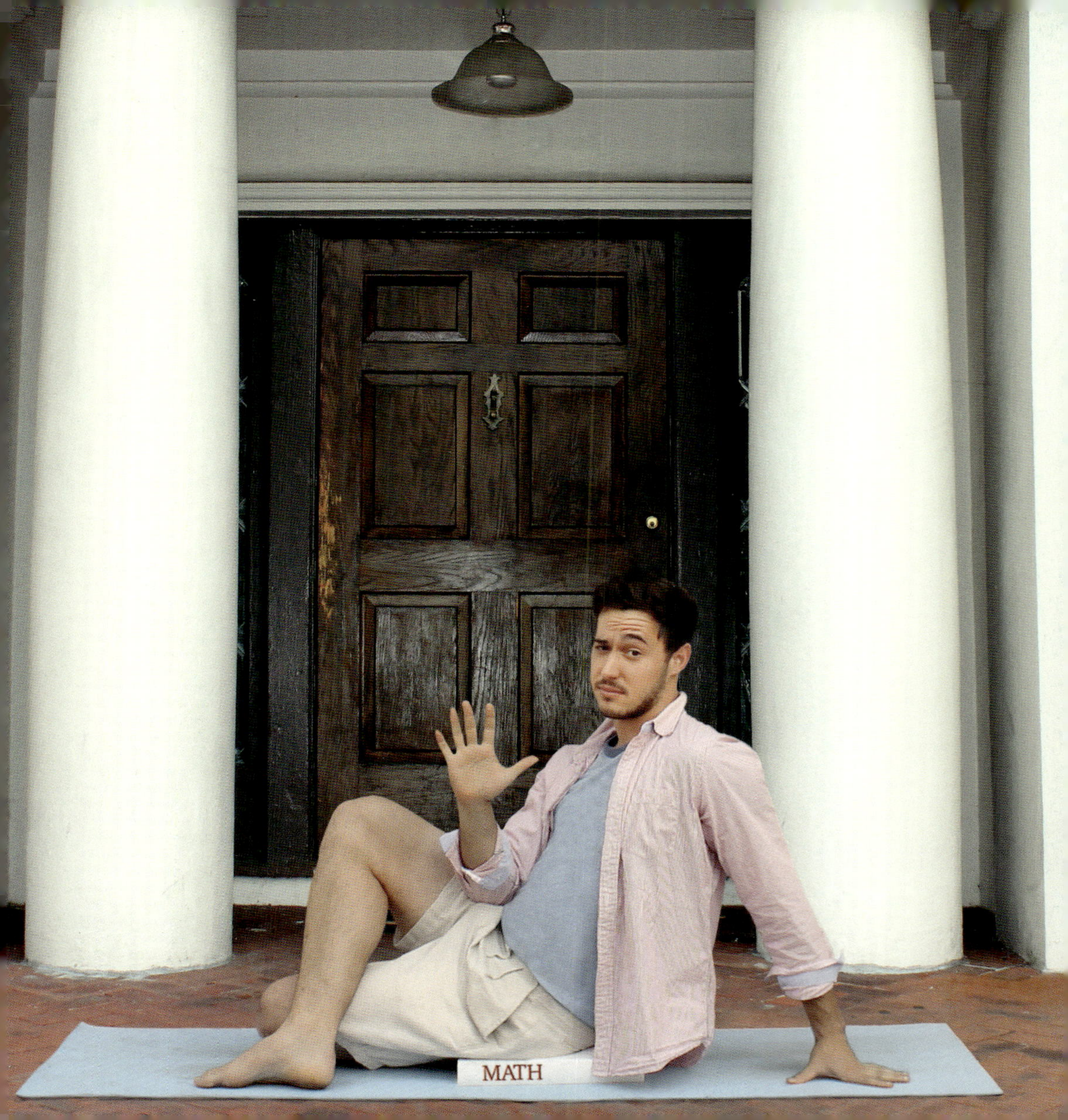
MATH

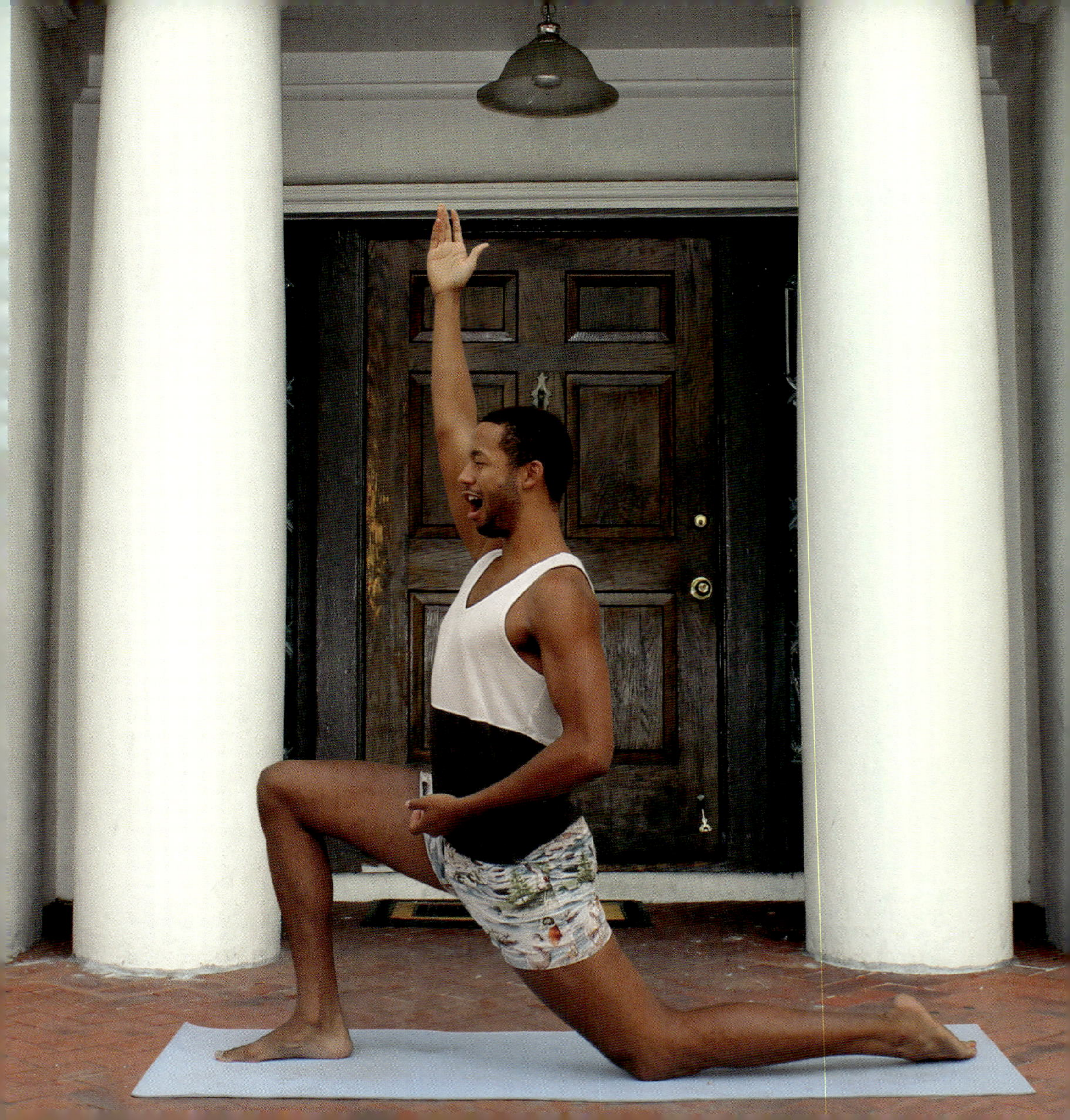

DER NIEDRIGE RÜLPS-LUNGE

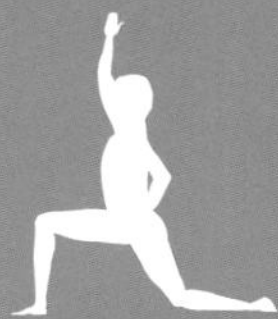

Diese Haltung hilft dir, deinen Signature Rülpser zu etablieren. Bringe einen Fuß nach vorn und lege dein hinteres Knie auf dem Boden ab. Halte eine Hand an deinen Bauch und strecke die andere nach oben aus. Sobald es sich für dich richtig anfühlt, atmest du nun in einem tiefen, bebenden Rülpser aus.

DER STEHENDE RÜLPS-LUNGE

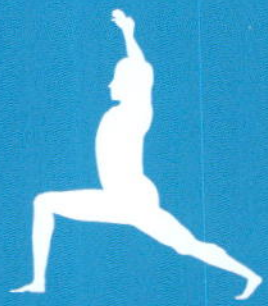

Hebe dein hinteres Knie aus dem niedrigen Rülps-Lunge heraus vom Boden ab und recke die Fäuste gen Himmel. Atme ein. Lasse dann einen Rülpser frei, so laut, dass jedes Trommelfell in einem Kilometer Umkreis erzittert. Legendär.

„Im Leben geht es um Balance – arbeite an deiner Fähigkeit, einen Burger, ein Bier, einen Controller und einen Fußball gleichzeitig zu halten."

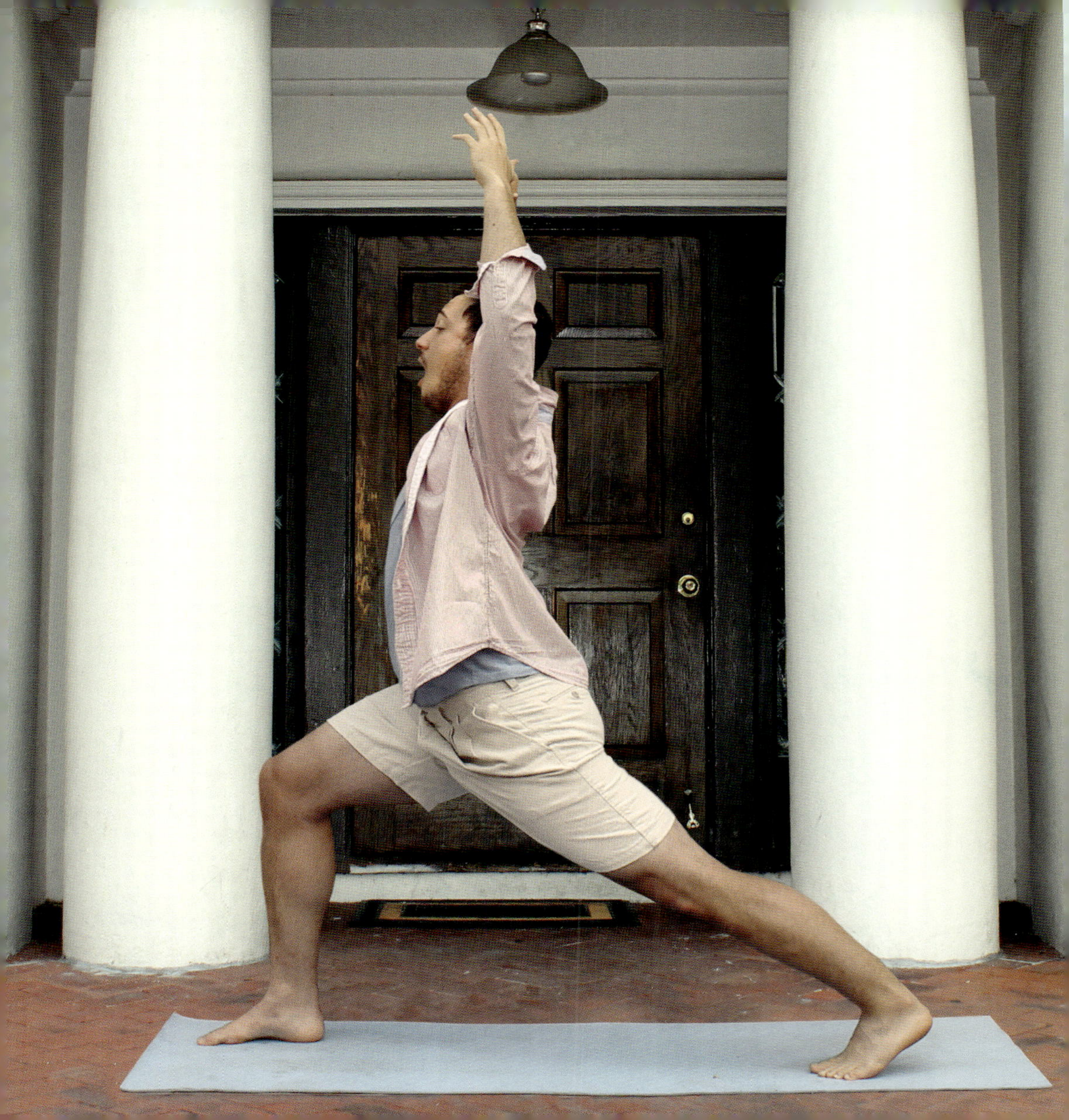

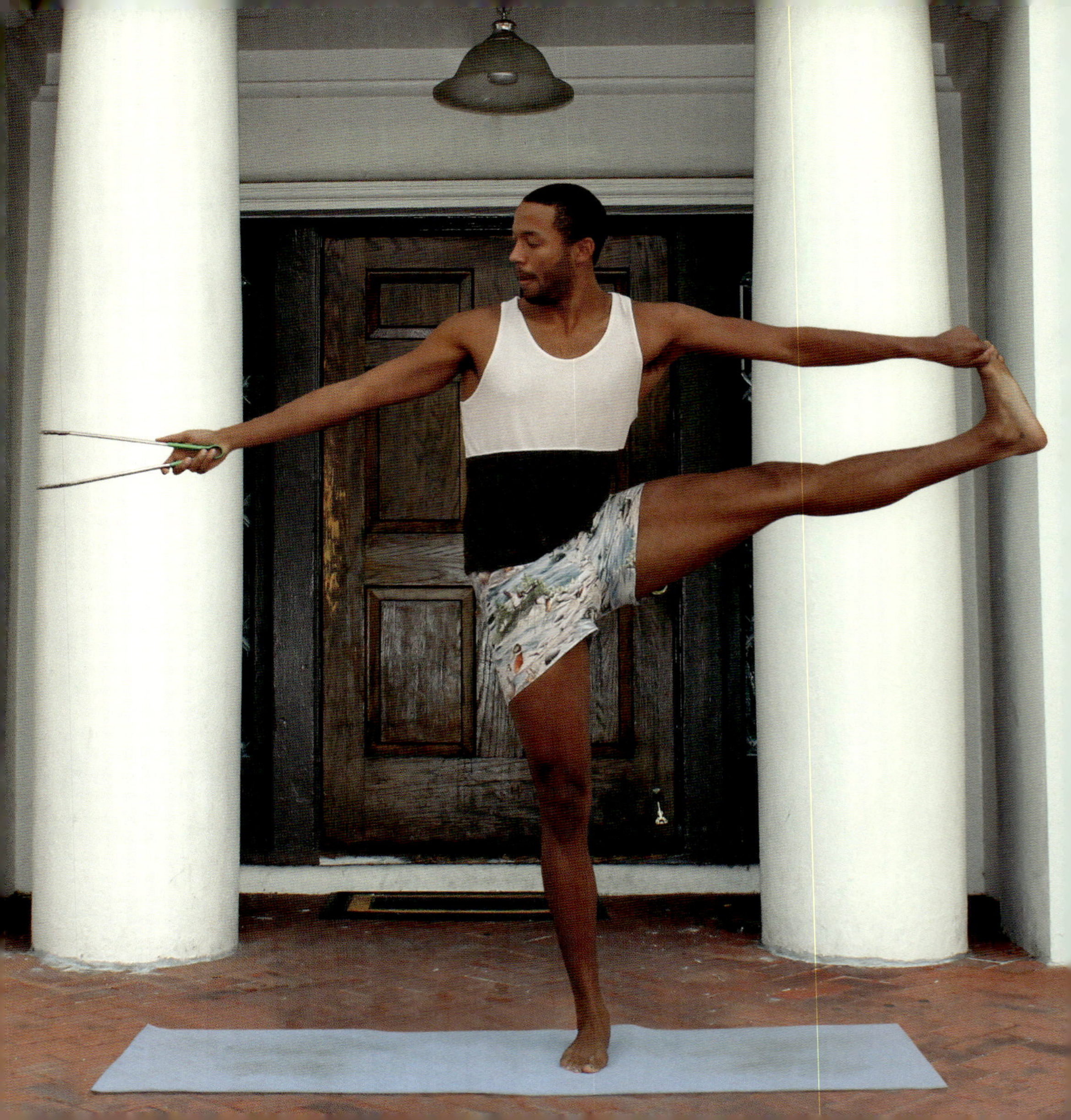

DIE GEDREHTE BEINDEHNUNG AM GRILL

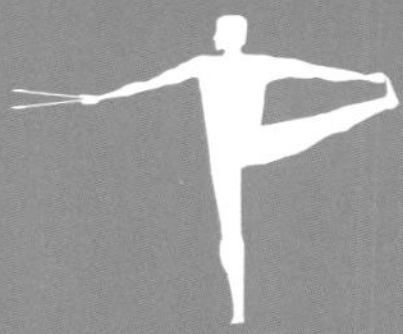

Nimm Grillzubehör in die eine Hand und greife mit der anderen nach deinem großen Zeh. Strecke das Bein zur Seite aus. Skandiere, dass du „das Grillen nun für immer revolutionieren" wirst und bereite das verdammt noch mal beste Steak der Geschichte zu.

GUERILLA

Diese Dehnung bedingt einen Brogi im Kom-a-sana. Platziere deine Füße hüftbreit, nimm einen Permanentmarker und beuge dich nach vorn. Greife mit der freien Hand deinen Fuß und verwende den Marker, um einen hübschen, großen Penis auf das Gesicht deines Kumpels zu malen.

„Alles, was du brauchst, liegt in dir selbst – und in deinem Kühlschrank."

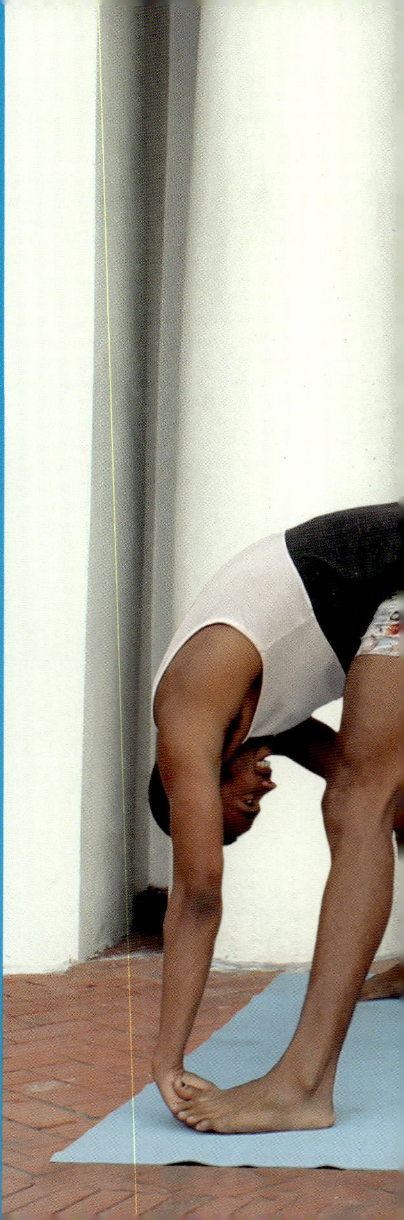

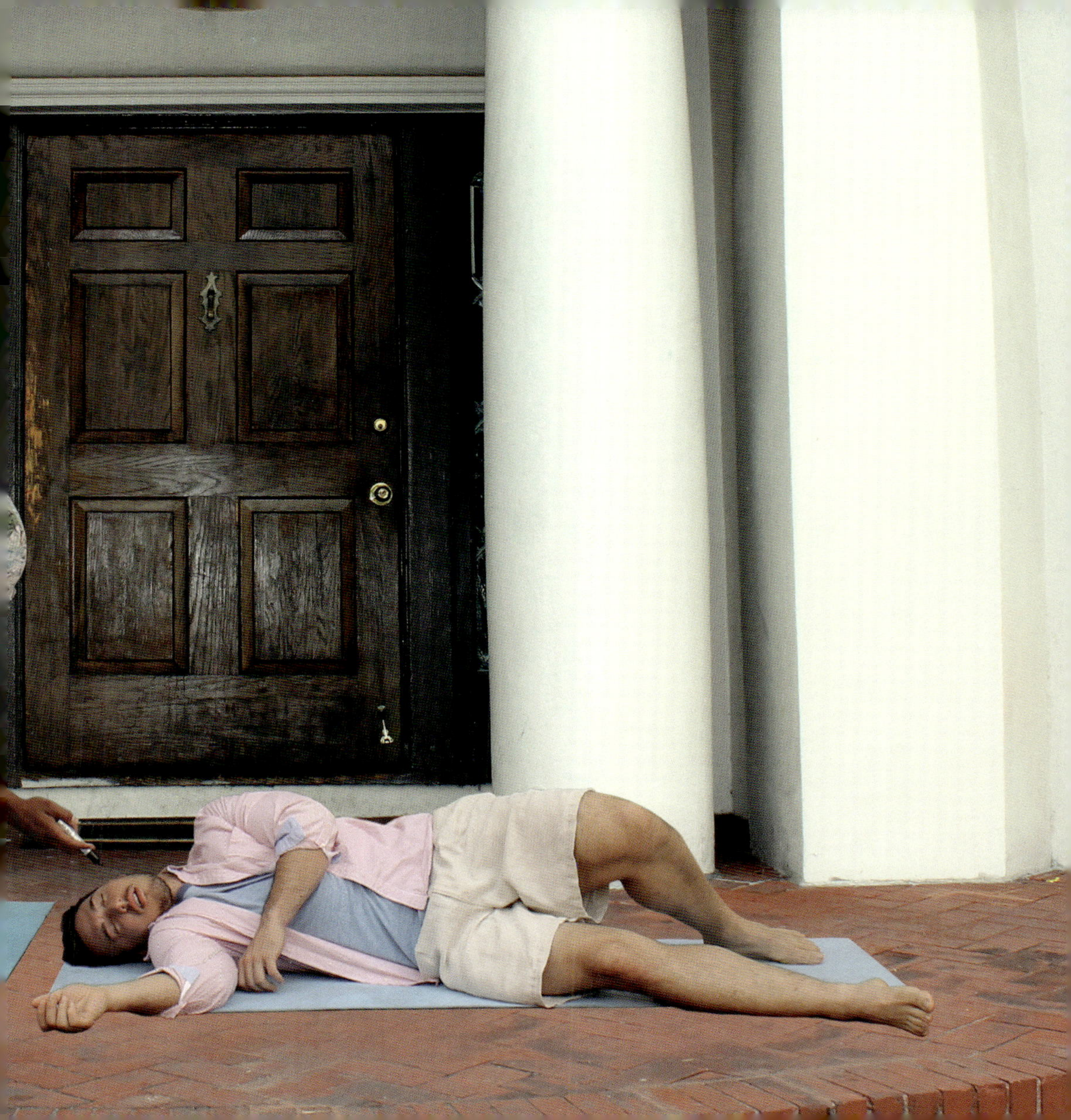

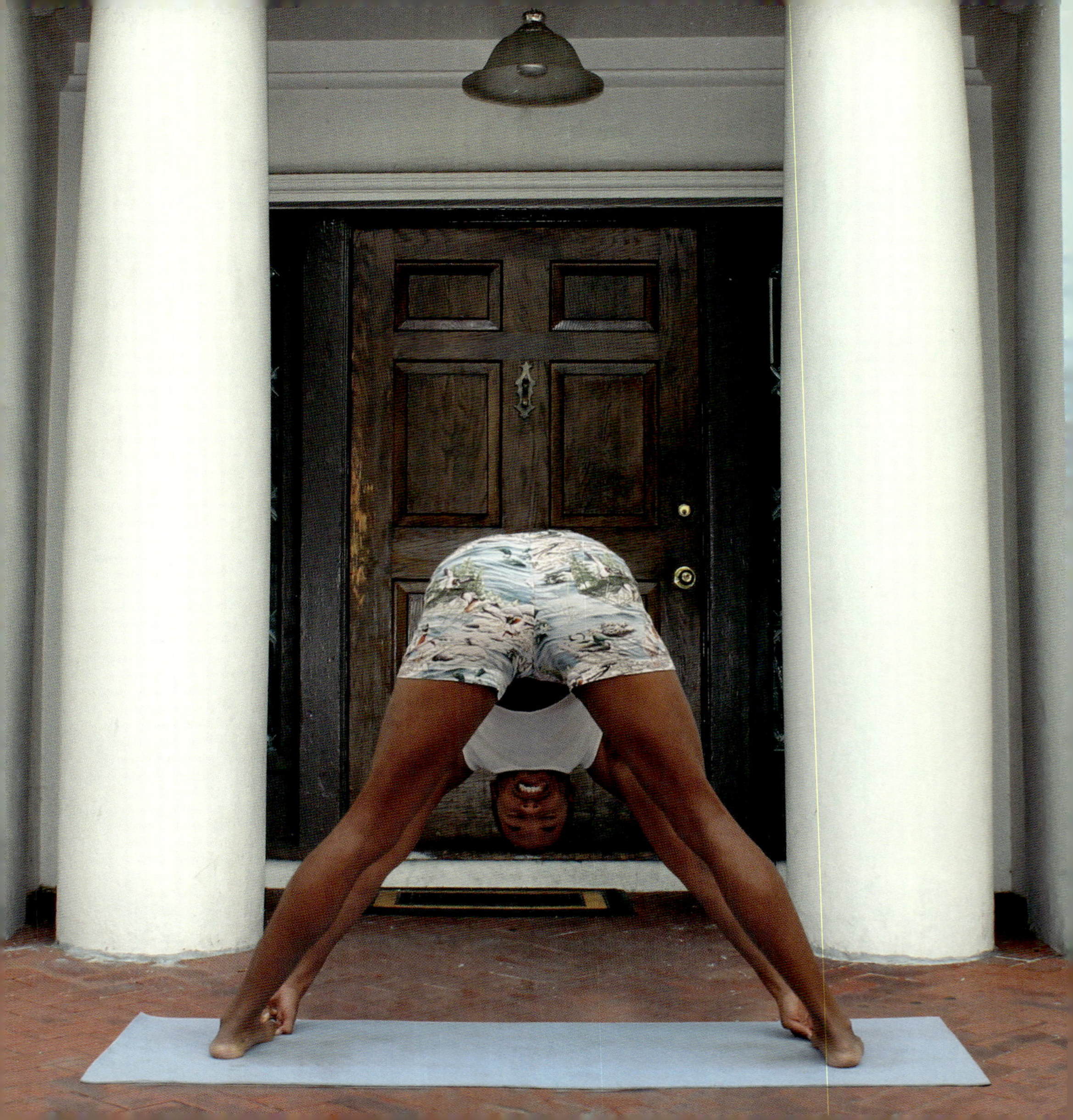

DIE FURZBEUGE MIT GESPREIZTEN BEINEN

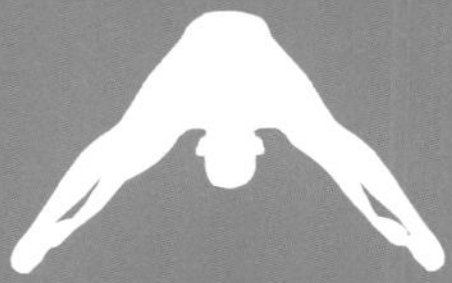

Wenn du es in deinem Bauch grummeln fühlst, stelle deine Füße weit auseinander und bringe deinen Oberkörper zu den Knien. Greife nach deinen Zehen und richte deinen Hintern auf einen anderen Kerl aus. Lass einen fahren und lache höhnisch, während sich dein Kumpel unter dem tödlichen Gestank windet.

DAS SUPERMAN-ASANA

Nähere dich vorsichtig einem anderen Brogi. Atme tief ein und beuge deinen Rücken. Mit einem geschmeidigen Tackle wirfst du ihn nun zu Boden.

DER LIEGENDE WEH-WEH-WINKEL

Lege dich, nachdem du eine unfassbar riesige Menge Schnitzel eingeatmet hast, mit dem Rücken auf den Boden. Lass deine Knie auf die Seiten fallen, um deinem überdehnten Magen mehr Raum zu geben. Bring die Unterseite deiner Füße zusammen und stöhne so lange vor dich hin, bis du dich besser fühlst.

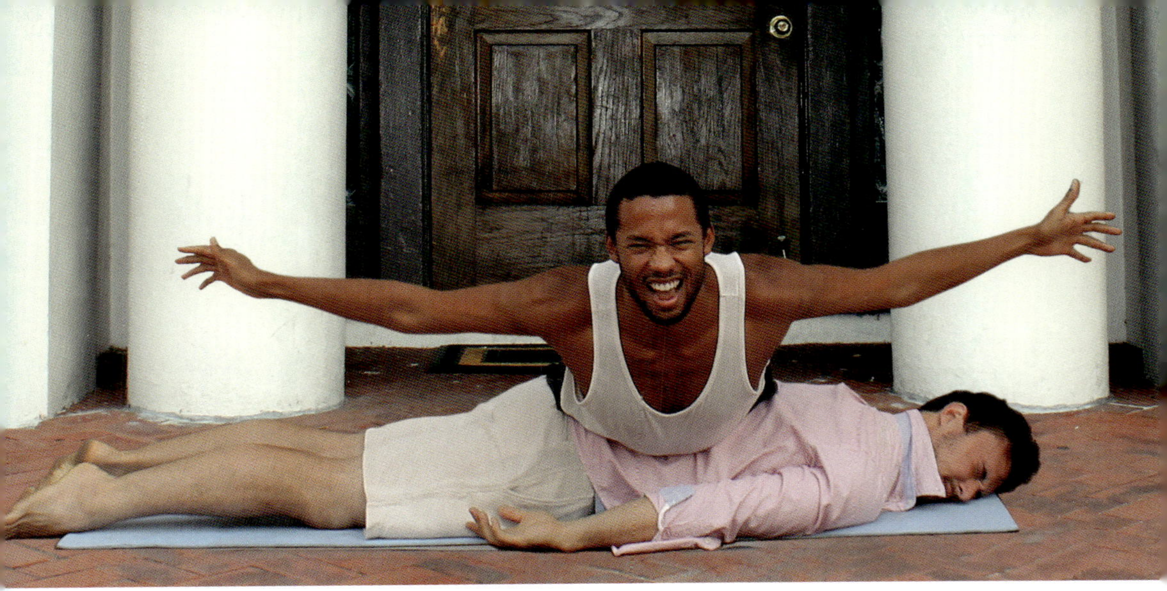

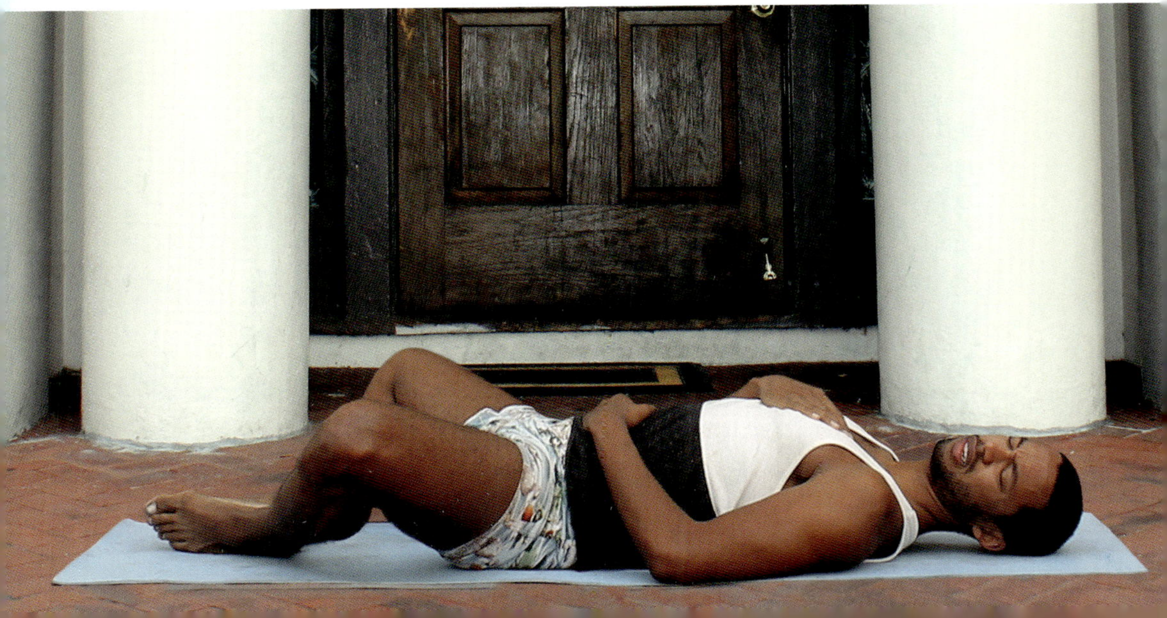

WIE DU *YOGA FÜR KERLE* IN DEIN LEBEN INTEGRIERST

Herzlichen Glückwunsch, du hast das Ende dieses Buches erreicht. Aber das Ende ist erst der Anfang. Du hast eine scheiß Menge Arbeit vor dir.

Für wahre Brogis bilden Alltag und Training eine Einheit. Jedes Gewicht, das sie stemmen, und jede Flasche Bier, die sie berühren, wird augenblicklich zur wertvollen Gelegenheit, ihren Lifestyle zu optimieren. Sie unterscheiden nicht zwischen einer siffigen Matte oder dem siffigen, bierdurchtränkten Fußboden – beide sind eine optimale Möglichkeit für dein Mantra: Breathe in, bro out.

Also binde die Lehren des *Yoga für Kerle* in alles, was du tust, mit ein. Und denke immer daran, dass es sich dabei um eine Einheit handelt. Du weißt schon … obwohl jeder Teil des *Yoga für Kerle* für sich steht, musst du dich in allen Bereichen weiterentwickeln, um der härteste Kerl und beste Brogi überhaupt zu werden.

Mit der Weisheit des *Yoga für Kerle* wirst du lernen, die anderen Kerle zu überbieten, bei den Ladies zu punkten, die Bierindustrie massiv zu unterstützen, dich selbst von der Last der Emotionen zu befreien und – unter hartem Einsatz – zu wahrer männlicher Achtsamkeit und Erleuchtung zu finden.

DANK

Ein großer Dank gilt den Models Trip, Sam, Hans, Kelly, Tim, Rob, Nick, Barron, David, Brian und Jackson, den Leuten von Mission Cliffs und Triple Rock, meinen besten Korrekturlesern (Danke Mum und Dad!), Pim, Tess und allen anderen, die diese Buch möglich gemacht haben.

DIE AUTORIN

Hannah Rothstein wurde mit einer unerhörten Menge Kreativität geboren. Sie arbeitet als Konzeptkünstlerin, Malerin und Autorin und lebt in Kalifornien.

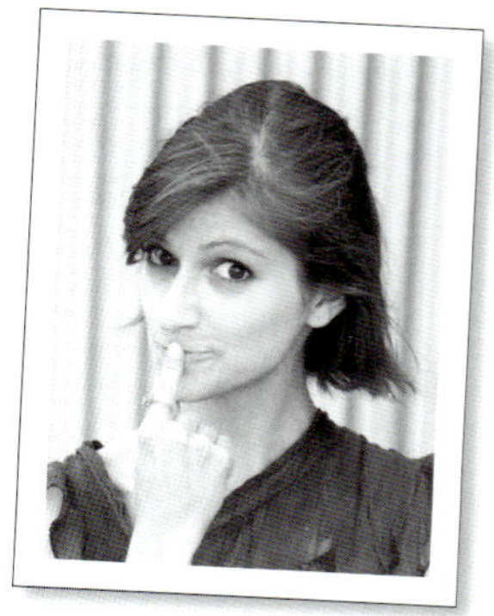

Bibliografische Information der Deutschen Nationalbibliothek:
Die Deutsche Nationalbibliothek verzeichnet diese Publikation in der Deutschen Nationalbibliografie.
Detaillierte bibliografische Daten sind im Internet über http://dnb.d-nb.de abrufbar.

Für Fragen und Anregungen:
info@rivaverlag.de

1. Auflage 2017

Nymphenburger Straße 86
D-80636 München
Tel.: 089 651285-0
Fax: 089 652096

Die englische Originalausgabe erschien 2016 bei Sterling unter dem Titel *Yoga for Bros*.

Originally published in 2016 in the United States by Sterling Publishing Co. Inc. under the title
YOGA FOR BROS: YOUR GUIDE TO MANLY MINDFULNESS
This edition has been published by arrangement with Sterling Publishing Co., Inc.,
1166 Avenue of the Americas, New York, NY, USA, 10036.

Umschlaggestaltung: Marc-Torben Fischer, in Anlehnung an das Original
Umschlagabbildung: shutterstock.com/m.jrn
Satz: Röser MEDIA, Karlsruhe
Druck: Graspo CZ, Tschechische Republik
Printed in the EU

ISBN Print 978-3-7423-0137-6
ISBN E-Book (PDF) 978-3-95971-577-5
ISBN E-Book (EPUB, Mobi) 978-3-95971-578-2